U0343908

# 运动·健步·修养

◎郝跃峰　编著

古吴轩出版社

中国·苏州

**图书在版编目（CIP）数据**

运动·健步·修养 / 郝跃峰编著. —苏州：古吴
轩出版社，2018.7
ISBN 978-7-5546-1186-9

Ⅰ．①运… Ⅱ.①郝… Ⅲ.①健身运动 — 研究 Ⅳ.
①R161.1

中国版本图书馆CIP数据核字（2018）第162588号


策　　划：朱利荣
责任编辑：张　颖
见习编辑：王　莹
装帧设计：韩桂丽
责任校对：周　娇
封面摄影：王　岩


书　　名：运动·健步·修养
编　　著：郝跃峰
出版发行：古吴轩出版社
　　　　　地址：苏州市十梓街458号　　邮编：215006
　　　　　Http：//www.guwuxuancbs.com　E-mail：gwxcbs@126.com
　　　　　电话：0512-65233679　　　　传真：0512-65220750
出 版 人：钱经纬
印　　刷：无锡市证券印刷有限公司
开　　本：889×1194　1 /32
印　　张：6.5
版　　次：2018年7月第1版　第1次印刷
书　　号：ISBN 978-7-5546-1186-9
定　　价：58.00元

如有印装质量问题，请与印刷厂联系。　0510-85435000

# 序一

　　近些年来，随着我国社会经济的高速发展，人们生活水平稳步提高，越来越多的人开始注重自身的健康。通过参加体育运动，可以增强自身体质，已成为广大国民的共识。当全民健身运动上升为国家重要战略之后，积极参与健身活动的人群日益扩大。

　　科学合理的运动，不仅可以锻炼肌肉和骨骼，提升脏器功能，还可以舒缓压力，陶冶心境，让运动锻炼者的获得感和幸福感油然而生。然而，不科学不合理的运动，极易导致肢体过度疲劳，或因神经系统、某些器官高度紧张而发生运动性伤病。这些年因运动不当、运动过量而引发的致残殒命的悲剧频频上演，给运动者本人及其家庭带来无尽的烦恼和痛苦。因此，运动一定要讲科学，只有科学合理的运动才真正有利于我们的健康。

　　郝跃峰博士作为一名临床经验丰富的骨科医生，在近年来所接诊的病人中就有许多因运动不当或运动过量而导致运动损伤的患者，他为之扼腕叹息。这也促使他在积极救治伤员的同时，萌发了走向社会，面向基层，积极开展运动医学科普宣教的念头。凭着对运动医学的执着与酷爱，他亲身体验运动锻炼带来的快乐与活力，亲自观察运动疗法和运动处方在病人中的客观反映和明确疗效，并将他的所思所想以及典型病例——记录下来，以不断丰富自己的运动健康教育的实际内容。这些年来，郝跃峰博士先后走进

《苏州市民大讲堂》、省市电视台和广播电台等媒体宣讲运动与健康知识。在他的不懈努力下，苏州市卫计委和苏州市体育局联合共建的运动云医院也于2016年10月顺利上线，成为国内第一家以防治运动伤病为主的云医院。

这本《运动·健步·修养》较为全面地介绍了运动与医学相结合的科学理念，叙述了以健步行走为主的运动健身方式，以及运动与健康和修养之间的关系，特别是针对当前人们对运动的热衷和对健康的渴望，作者结合其深厚的运动医学功底和临床典型病例提出了科学合理运动的建议，以及如何避免运动误区，预防和减少运动伤病，具有很好的指导意义和参考价值。该书介绍的内容通俗易懂，便于实际运用，非常适合作为运动医学的科普教材，也可为广大运动爱好者进行体育锻炼时提供参考和借鉴。

国家体育总局运动医学研究所原所长
中华医学会运动医疗分会创始主任委员
中国体育科学学会运动医学分会现任主任委员
亚洲运动医学联合会主席
国际运动医学联合会第一副主席
国际奥委会赛事医学委员会核心成员

序
二

　　我国人口老龄化正在加速，成人"三高"疾病、骨质疏松及骨关节炎等慢性病发病率持续上升；生活方式的改变，生活节奏的加快，如儿童肥胖、近视及成人睡眠障碍等现代疾病成为新的困扰。运动有益于身心健康，并能预防疾病，这已是普遍的共识。因此，健步、徒步、马拉松风起云涌。然而由于缺乏专业指导，运动爱好者运动损伤的情况时有发生，重者甚至留下后遗症。

　　习总书记指出"没有全民健康就没有全面小康"。体医结合是建设"健康中国"的重要途径。苏州在加快推进"健康苏州"建设进程中，围绕市民"不生病、少生病、晚生病"这一健康核心诉求，制订了健康市民"531"倍增计划，结合康复医院和运动医学学科建设提升专业优势，旨在为市民提供一张专业的运动生活处方。

　　该书作者是一位精益求精的骨科专家，具有丰富的临床经验，也是一位热心研究并传播运动医学、善做科普的健康大使。在本书中，作者从运动防病的角度做了大量论述，希望这些科学指导能够影响到更多人，建立正确的运动观、健康观，摒弃不良生活方式，通过运动陶冶情操，实现"健康中国"梦。

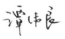

苏州市卫生计生委主任

# 序二

近年来，随着我国经济社会全面发展，人民群众对健康生活的追求越来越高。仿佛一夜之间，城市中冒出了无数的健身房，马路上也多了无数的路跑爱好者。运动，成为中国人特别是年轻人最热衷的一种生活方式。

说到运动，很多人第一反应就是跑步，好像跑步就是包治百病、强身健体的代名词。清晨、黄昏、夜晚，无论你是在公园里游玩，还是在马路上散步，时不时就能看到穿着运动服、戴着耳机的人从你身边穿梭而过；朋友圈中，也总有人在不停地晒出GPS路线图，告诉大家，他又完成了一个N公里跑。跑步的热潮席卷神州大地，甚至连马拉松运动都得到了蓬勃发展。据媒体报道，2017年，全国马拉松赛事达到1100场，参赛人数突破500万人。马拉松运动不再是一项单纯的竞技比赛，而成为一个城市的凝聚力、组织力和市民热情程度的集中展示。

为什么跑步会这么受欢迎？在很多人眼里，跑步可能是性价比最高的运动。跑步门槛看起来很低，不需要什么专项技能，很多人会说"跑步谁不会"。的确，跑步是人与生俱来的一种能力，谁都会跑。可是要能健康地跑步、跑出健康，又不是那么简单。随着中国跑步人群的逐渐增加，猝死事件时有发生。尤其是近两年，几乎每隔一段时间，我们就能看到跑者猝死的新闻，更不用说那些跑步爱好者身上多多少少都有的膝盖酸软、足跟痛等小毛小病。这些"罪名"应该算到跑步头上吗？当然不能。实际上，很多人根本不会"跑步"，甚至都不会走路！

那么，走路该怎么走，跑步该怎么跑呢？《天生就会跑》《跑步，该怎么跑》等书给出了各自的答案。可惜的是，这些书多是西方作者编著，与我国国情"水土不服"。有的偏重心灵鸡汤，看完后激情散去，发现还是不知道怎么健康地走路、跑步；有的偏重专业理论，再加上翻译很难做到"信达雅"，普通读者读不下去，也看不懂、学不会。这些都让我们期待有位国内的学者站出来，为跑步正名、为跑者指路。

幸运的是，苏州市立医院北区骨科的郝跃峰主任站了出来。郝主任是骨科专家里研究科学健身的为数不多的人物。作为医学博士和临床主任医师，依据多年的医疗实践和运动医学的研究，怀着满腔热情投入到科普宣传和书稿写作之中，几经修改完善，历时一年，完成了《运动·健步·修养》一书。这本书深入浅出，从我们为什么要运动讲起，凡五十四章，系统阐述了健步运动的方方面面。全书说理平实、文字活泼，指导性、实用性很强，读起来也很有亲切感，哪怕是没有任何运动医学知识的人都能迅速理解、学有所得。

希望每一个健身爱好者都能看一看这本书，相信大家一定能够从中学到很多有益的知识。如此，对健身者来说，能够解决一些肉体上的苦楚；对郝主任来说，也是造福于民，功德一件。人生之行悠远，人生之路漫漫。我作为众多跑步爱好者和健步受益者的一名代表，衷心祝愿，本书读者都能健步走出健康路！

前言

　　朋友们，近一年里我对运动健身的实践与理论研究热情特别高，几乎把业余时间都奉献给了运动与健康的科普宣传了。从去年八月到现在，我几乎每天都会发朋友圈，内容也都是我本人对运动与健身的实践与研究。在平常与朋友们、伤员们、病友们的互动中，他们都建议我把朋友圈的这些内容整理成册，让更多的人借鉴。我也是这么想的，作为一名资深的骨科医生，酷爱并研究运动医学，亲身体验着运动带给我们的快乐与活力，亲自见证着体育疗法和运动处方在伤员和病人中的明确疗效，确实应该将所思所想记录下来供广大朋友研究借鉴，学习推广。

　　我每一次发的朋友圈的内容都是基本完整的，这些内容涉及运动的方方面面。起初我一直想把它系统化，或编辑得更有逻辑一些，但是逐渐发现刻意地去做时就会出现很多"不自然"。我崇尚自然，自然的应该是最好的。道法自然，运动这样，写文章也应该这样。所以本书就按原貌稍作整理，去掉重复的部分，以自然的方式奉献给朋友们。每一节的内容均试图讲明白一个问题，并在全部内容里融合了"修养"的理念。

　　运动修养首先是指对身体组织器官，如形态、代谢、功能等方面的修复与保养，本书还特指对精神心理的正能量的提升与负能量的消减，如感觉、情绪、意志等的调整。《道德经》讲"道生一，一生二，二生三，三生万物。万物负阴而抱阳，冲气以为和。人之所恶，唯孤、寡、不穀，而王公以为称。故物或损之而益，或益之而损。"正能量提升，负能量就消减，反之亦然。运动对人的体质与精神的改变是同等的重要，在运动中追求生理功能的保持或改善，以及获得快乐、锻炼意志、舒缓情绪等，正是人们参与运动的目的。

健步作为一项运动，几乎适合所有人群。广义的健步是指以保健为目的的步行或跑步，它区别于体育比赛。健步是目前参与人数最多的大众健身项目，各地纷纷开辟的步道，也吸引了越来越多的人参与健步。健步也是导致运动损伤最少的运动；同时也是人们最容易坚持的运动，既有强身健体的功能，又有治病疗伤的作用；既不需要特殊场地，又不需要特殊装备或器材。所以我倡导健步，并希望通过健步来阐明运动可以给人们带来很多积极的变化，从而激励人们关注运动、参与运动、享受运动。

同时，运动也要讲究一定的方式方法，不能盲目参与。本书从"道法自然"的高度，提出顺天时、从地利、达人和的运动观，期望朋友们能够从运动中获得更大的益处。

由于时间与精力有限，不能将其进一步系统化，敬请海涵；由于专业水平有限，定有不少谬误之处，也敬请指正。

2017年9月9日星期六

# 目　录

序一　/ 5

序二　/ 7

序三　/ 8

前言　/ 11

我们为什么要运动　/ 001

人生来善跑，也须为生而跑　/ 004

健步正当时　/ 006

腰背肌劳损的防与治　/ 008

道法自然，科学运动　/ 011

骨质疏松不是补钙这么简单　/ 015

冬日锻炼有讲究　/ 019

运动到底是白天好还是晚上好　/ 022

体脂率呀体脂率　/ 024

关于汗水的那些事儿　/ 026

一周锻炼几次好　/ 028

关注青壮年运动性猝死　/ 032

没有修复的运动等于慢性自杀　/ 037

运动后肌肉出现膨胀感才好　/ 040

运动性疲劳的预防与康复　/ 043

健步与读书　/ 047

认识有氧运动　/ 049

激励与坚持　/ 053

两周不锻炼，健身打水漂　/ 058

每天花一小时健身真的值吗　/ 060

关节受伤多因素分析　/ 062

健步是最好的药，健步姿势很重要　/ 064

错误跑姿千姿百态　/ 066

8 种步态的健康隐患　/ 071

注意！跑姿正确也会受伤　/ 074

调整好呼吸，让运动感觉更舒适　/ 079

跑几步就"喘成狗"　/ 084

深蹲到位，健步如飞　/ 087

认识力量训练　/ 089

健身后的九个愚蠢行为　/ 093

肌肉增长的六大杀手　/ 096

核心肌与核心力　/ 098

平板支撑　/ 103

腹肌训练的七个误区　/ 107

女神们越运动越美丽（力量篇）　/ 110

女神们越运动越美丽（饮食篇）　/ 115

超级模特的好身材是怎么炼成的　/ 120

女性生理周期运动与饮食指南　/ 124

如何挑选运动内衣　/ 129

既要高跟的美，又要健康的脚　/ 132

知足常乐乐开"踝"　/ 136

如何挑选运动鞋　/ 139

正确认识不同步态　/ 144

脚是户外运动的"第二条命"　/ 147

你是不是也陷入这些常见运动误区　/ 150

膝关节没那么容易损伤　/ 157

膝盖为什么受伤，如何预防　/ 160

跑步机真的伤膝盖吗　/ 163

运动达人的 365 英里跑步计划　/ 166

书画大家的运动情缘　/ 168

康复专家的故事——自然恢复是最好的　/ 170

极简主义生活方式　/ 173

中国运动医学发展回顾　/ 176

健步走出健康路　/ 181

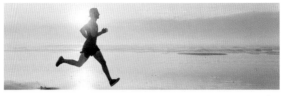

# 我们为什么要运动

　　我们为什么要运动？因为运动是人的存在形式。通过对进化论、生物学、相对论等理论的分析，可以发现运动是顺应自然规律的表现。

　　按照进化论的观点，人需要通过运动获得食物、睡眠修复疲劳。现代科技飞速发展，人体已经不能很好适应环境的改变，如坐多睡少扰乱身体节律。我们宏观的移动方式和微观的代谢变化都是生命进化的结果，同时这些还需要进一步进化与适应。

　　人类的进化起始于直立行走。行走是一种摆幅运动，全身肌肉协调工作，促进血液循环等机能正常进行。国外有人把双腿看作人的第二心脏，中国也有俗话："人老先老腿，病从腿上来。"在现代社会，人们双腿的功能日益退化，因此要加强双腿的功能。而简单易行、老少皆宜的方法当推健步。健步时间可长可短，速度可快可慢，一人独走，可东张西望、胡思乱想，多人共行，能聊天谈心、沟通交流。总而言之，健步能调节情绪，放松身心,十分有利于健康。

按照生物学的观点,一切获取能量的活动都应该是围绕蛋白质的有序运动。人们通过运动获取食物,延续生命。而生命就是蛋白质的高级存在形式。组成蛋白质的基本单位是氨基酸,氨基酸的四级构架是基于能量的保障和力的平衡。糖、脂肪以及氨基酸通过三羧酸循环提供能量,为生命蛋白质服务,所以减肥不能太盲目!而运动过度会破坏蛋白质空间结构力的平衡,所以需要及时修复损伤以保障生命每一块基石的正常活性。

按照相对论的观点,人的运动既要受到地球引力的影响(例如体重大的人运动就要克服更大的引力),也受到太阳系等星球的影响(例如我们夏天和冬天的运动欲望和运动能力就不同)。更重要的是,人体是一个以心脏为中心的小宇宙,身体各部位蛋白质的空间结构与心脏相对位置的改变会影响其生物活性,表现为健康状况的改变和大脑智力的演变。

按照生态学的观点,人体就是一个小的生态系统。每个成年人肠道菌群的重量达到2—3kg,基因多样性是人类的100倍。这些菌群作为食物进入人体的门户守卫者,是人类的保护神。消化道的生理蠕动和均衡的饮食是这些菌群正常定植的基础,大便干重的三分之一是大肠杆菌的重量。健康的肠道菌群是我们人类赖以生存的必备条件,适量运动对保持肠道功能至关重要。运动能力强,肠道菌群棒!

国际顶级学术期刊《细胞》和《柳叶刀》都在关注运动对人的影响。《细胞》发文证实运动能直接击杀癌细胞。运动后,通过β肾上腺素信号通路,NK细胞(自然杀伤细胞)能更快更高效地进入肿瘤内部,对肿瘤细胞进行扑杀。《柳叶刀》则报道了每日最佳跑步量。科学家已经确定了一个适度运动的临界点,当运动量超过这个临界点时，锻炼就失去积极作用并且变得非常危险。这个临界点是每天跑步4.4英里（7.4公里）或每日走路6.6英里（10.6公里）。超过这个临界点，心脏病发作的风险就会增加。

早在1992年，世界卫生组织就提出关于21世纪的健康箴言："最好的医生是自己，最好的药物是时间，最好的运动是步行。"大步走路时，人体60％—70％的肌肉参与活动，几乎全身都达到锻炼的效果。它对增强下肢肌肉和韧带的力量，保持关节灵活，促进四肢及内脏器官的血液循环，改善身体有氧代谢能力，调节精神和心理状态等均有良好的作用。经常坚持走路锻炼，可以减少三分之一的心脏病，二分之一的糖尿病的患病概率，还可以促进机体免疫系统功能的发展，推迟免疫器官的老化。长期坚持走路锻炼，可起到辅助降低收缩压和舒张压的作用。

中医认为人体脚底共有100多个穴位，多走路可以刺激机体穴位，也能达到降低血压的效果。

朋友圈的回复也很多：
按照历史观的观点，人的运动是社会存在的形式。
按照辩证法的观点，人的运动是另一个系统的静止。
按照佛学的观点，人的运动是心动意静、不动不静。
运动历来就是哲学问题，认真研究必有心得。
活到100岁的秘诀：每天散步，基本吃素，难得糊涂。
运动是健康的保鲜手段。光吃不动易发胖，不吃想动白日梦，胡吃乱动最伤身，善吃会动才健康。

# 人生来善跑，
# 也须为生而跑

人类虽然在大多数情况下"四体不勤"，却拥有一个无可争议的运动能力：长跑。人生来善跑，也须为生而跑！

人类很早就因大脑的发达而放弃了强健体魄，我们无法企及动物们原始的运动能力。天才篮球运动员迈克尔·乔丹，被称为能甩掉万有引力的"飞人"。然而若要论跳跃能力，他甚至不如一只家猫。面对高出自己数倍的冰箱，家里的猫咪可以毫不费力地一跃而上，这等绝技也只能是金庸小说里那些轻功了得的大侠们才能办到。动物们无与伦比的速度、灵活性、力量与精确性，是人类可望而不可即的天赋。当一只顶尖飞盘狗在2米高的空中稳稳接住飞盘时，再能飞的飞人也不过是彻彻底底的"凡人"。

人类进化出的大长腿与踝关节在跑步时会吸收高能量并将其释放，进化出的肥硕臀部能确保人类能够稳定地直立行走。人类跑步时，臀部不仅像"旋转柜台"一样扭动，而且还像"潮水"一样上下波动，这样可以确保前进的稳定性和持久性。同时，人类拥有大量抗疲劳的慢肌纤维，使我们运动时更有耐力。相反，大多数动物更善于短跑。因为它们要么是捕食者，要么是猎物，总是要跑的，所以它们的肌肉比人类进化了更多的快肌纤维。比如猎豹，它们后腿腿肌上的快肌纤维量就是所有动物中最多的。

那么正常人能将爆发力"锻炼回来"吗？

从动物学角度讲，爆发力是求生的本能。

如果不考虑逃避紧急危险的情况，耐力更加重要！

相比大多依靠舌头来散热的动物，人类有更好的散热机制，那就是全身发达的汗腺。不用伸出舌头大口喘气，但贴身的衣服必须吸汗透气！

研究动物进化史很有意思，比如高血压、糖尿病为什么多发？从进化角度看，人为生存建立了盐分吸收和糖分储存机制，然而由于现代科学飞速发展，城市生活改变了很多人的生活习惯，包括运动量明显减少。这就导致汗液排出减少，糖分储存过多。

# 健步正当时

走路被世界卫生组织认定为"世界上最好的运动"。广义的健步包括各种走和跑，快走、慢走、快跑、慢跑等都是健步的方式。研究表明，走路多的人身体会更健康。无论是徒步旅行还是计步运动，都可以起到锻炼身体的作用。据美国《关节炎和风湿病》杂志报道，与跑步相比，走路对关节损伤更小，能延缓关节功能衰退，又可预防骨质疏松。走路还可看作防治癌症的特效药！有报道说：每天坚持在20分钟内走完1英里（约1.6公里），对乳腺癌、前列腺癌、肠癌的防治都有明显益处，最高可降低50%的死亡风险。

健步易于养成燃脂的好体质。为什么有的人容易发胖呢？原因就在于平日运动不足，肌力下降，与其此消彼长的脂肪，就肆无忌惮地积聚起来。而健步是一项有氧运动，通过健步，我们能增强肌力，令肌肉量适当地恢复到正常水平，同时提高体内基础代谢的速度，消耗热量，加速脂肪的燃烧，养成易瘦体质。

健步可使身材更匀称更年轻。健步不但能燃烧脂肪，如果姿势正确，还能美体塑形，特别是能让下垂的臀部变得圆翘，健步时摆臂又能锻炼胸廓周围的肌肉，所以就算瘦也能变得前凸后翘哦！另外，养成健步的习惯，可促进体内荷尔蒙分泌，让你的肌肤甚至体态变得更年轻。

健步可以提高瘦身动力。在户外跑步，呼吸着新鲜的空气，一来能舒缓平日工作学习的压力，二来能活化脑部及内脏的机能，尤其使疲惫的大脑放松，恢复精力。当你时刻感觉舒爽的时候，自然就能从容面对所有挑战，也会变得更有干劲哦！健步是燃烧脂肪的首选运动。

通过长期、有节奏、速度相对较快的健步，还可以增强心肺功能，改善血液循环；促进下肢静脉血回流，保护心脏；锻炼身体协调能力和平衡感，延缓衰老；活动筋骨，保持韧带弹性和骨强度。

健步让人更有创造力，是许多成功人士的成功秘诀，也是他们保持身体有活力的有效方法。乔布斯、扎克伯格等"大咖"都把办公室搬到草坪上去了。

# 腰背肌劳损的防与治

慢性腰背肌劳损又名慢性劳损性腰背痛,我们经常在门诊上看到。发生在腰部的劳损称为腰肌劳损;发生在背部者,则称为背肌劳损;两者情况同时存在的,则称为腰背肌劳损。三者常呈延续状发生,因其发生是逐渐形成的,所以又叫慢性腰背肌劳损。主要症状是腰或腰骶部胀痛、酸痛,反复发作,疼痛程度可随气候变化或劳累程度而变化,如日间劳累时加重,休息后可减轻。

腰背肌劳损为临床常见病、多发病,发病因素较多。主要发病机理是急性腰背部扭伤的后遗症,或慢性损伤所致肌肉及其附着点筋膜或骨膜的慢性损伤性炎症,若加上寒冷及潮湿等因素,则更容易发生。

急性扭伤十分常见,经过治疗后大部分患者可痊愈。但是如果早期治疗失误,未获得满意的制动与固定,受损的腰背肌仍处于被牵拉状态;或是由于腰背部的频繁活动,而影响组织的正常愈合;或由于重手法推拿等操作,使刚刚愈合的纤维组织又被拉开等，均可造成腰背肌撕裂。严重的腰背肌撕裂伤，即使早期得到合理的治疗，也有可能出现后遗症。这主要是由于愈合后遗留的大面积瘢痕组织对脊柱正常活动与负荷的承受力较正常组织差很多，易因牵拉而松弛、变性及局部缺血，且可能形成恶性循环。

有些慢性损伤，尚不足以引起肌肉韧带撕裂，但会使腰背肌长期处于高张力状态下，这种情况多见于司机等久坐工作的人员、持续站立工作的人员及坑道作业人员等，长此以往可引起该处肌组织及某附着点处的过度牵拉，以致出现断裂前状态，此时会出现反应性炎症，包括局部血供受阻、缺血、充血、缺氧及渗出增加等，逐渐引起局部组织变性。反复不断的劳损可使这一症状日益加重，并易形成恶性循环。气温过低或湿度太大可加速上述病理过程的发展，其他诸如内分泌紊乱（女性更年期为多见）、失眠、重病及严重外伤等，均易诱发本病。

## 防治原则

### 1. 消除病因

除了在工作中注意腰背部体位、避免使腰背肌处于高张力状态的前屈位外，还应注意劳动的节奏性。对非此体位无法操作的工作，应选择较为符合腰部生物力学的坐姿，并经常更换，不宜过久持续一种坐姿。每间隔1—2小时，做一次工间操或类似课间休息的腰背部活动，对本病的防治十分有效。此外，对气候环境所造成的影响亦应注意采取相应的措施，并应避免长时间处于空调环境中。

### 2. 腰肌锻炼

对慢性劳损者,增强以核心肌为主的腰背肌锻炼,不仅可通过增加肌力来代偿病变组织的功能,且可促使患者早日康复。腰背肌锻炼的方法较多,以健步为最佳运动疗法,若结合"飞燕点水"等力量训练则效果更好。

### 3. 其他

理疗、对症用药、中草药外敷、矿泉浴等均有一定疗效。对个别病程较长、久治无效者,采用冲击波、胸背支具制动及固定,适当腰背肌锻炼等方法,多可获得满意的疗效。

# 道法自然，科学运动

　　道法自然，科学运动。追本溯源，科教创新。运动医学，人是整体。预防为主，避免损伤。现在谈谈如何科学预防跑步受伤。

## 一、控制跑量

　　最适当的跑步量对于每个人来说都是不一样的，没有一个统一的标准，跑量取决于自身肌肉和身体的疲倦感。长期锻炼的骨骼会更致密，肌肉也会更强壮，锻炼越多膝盖的耐磨性就越强。但是，当跑步过程中的磨损和冲击力超过骨骼肌肉的能力，或是增加的强度超过骨骼肌肉的成长速度，人就会受伤。关于跑量的递增有不同说法，比如每周不超过跑步基数的10%，或是5%。但是每个人的个体差异极大，跑量基数不同，跑量递增幅度也不尽相同。对中老年新手来说，双周增加一次跑量更为合理。相当于一周提高，一周巩固成果，不必刻意按比例增加，顺其自然更好。对有经验的跑者来说，在跑量需要递增的赛前时期, 先要感觉一下与上周同样的跑量是否会更轻松, 以此来进行适当的调整。过度的跑量肯定损伤膝关节。

## 二、控制速度

同等跑量的情况下, 更快的速度意味着更大的冲击力, 伤害膝盖的可能性更大。同时速度过快, 跑姿就会变形, 导致膝盖受伤, 特别是初跑者和非专业运动员, 为了提高速度, 会拉大步伐, 腿部在落地时没有任何弯曲, 丧失了通过关节弯曲, 利用肌肉缓冲的能力, 而将冲击力直接传给了膝盖。在肌肉保护还不够强大的时候, 巨大的冲击力就会使膝盖弄伤。对于长跑和耐力跑来说, 即使是一个有经验的跑者, 速度训练量一般也不会超过总训练量的10%。而且每周一般只有一次的间歇速度训练。而初跑者根本不用安排速度训练。

## 三、培养正确跑步姿势

培养科学合理的跑姿, 能够让普通马拉松选手减少25%以上的膝盖冲击力, 降低损伤概率。这里主要讲下肢的正确姿势。

首先, 在落地的时候控制脚踝的位置, 使其尽可能在膝盖的正下方略偏后一点, 这样能通过膝关节屈曲起到极好的缓冲作用。其次, 脚部落地点尽可能控制在前脚掌, 正常情况下, 重心正好落在正对大脚趾和二脚趾之间的前脚掌位置。这个重力位置为腿部合理排列的受力点。但是, 很多人的脚足弓支撑不够, 甚至足弓下陷扁平, 重心不自觉地落在更偏内侧的位置, 这就需要合适的鞋和鞋垫来矫正或补偿。还有, 控制身体的稳定, 特别是颈部和腰部，不要故意左右摇晃——左右摇晃会让重心位置在侧向改变太大，给膝盖造成侧向冲击力。因为膝盖正面承受体重的能力最强，侧面或扭转状态时较弱。有时过度摆臂，也会造成身体不稳定。

## 四、选择好场地和装备

1.长跑首选塑胶场地，应尽量避免硬的路面或操场，以减少对脚踝、膝盖等关节的冲击。平坦的土路也不错，但沙地不行，在沙地上跑步容易损伤踝关节。

2.选择减震效果好的跑步机训练。

3.选择适合自己脚型的、缓冲能力较好的运动鞋。鞋底有弹性、有横向防滑纹、鞋尖微微上翘的运动鞋更符合人体结构。运动鞋也有使用寿命，感觉鞋底变软就需要换了。不要觉得看着还行，就舍不得把挺贵的鞋换掉。

## 五、做好肌肉力量及状态的准备

关节的稳定比做动作发力更需要坚强的肌力，跑步本身就是一侧稳定与一侧移动的交替。

腿部，尤其是强壮的大腿肌肉能够对膝关节提供相应的保护。尤其是前面的股四头肌和扩筋膜张肌。股四头肌强壮，能够减少落地时对髌骨和半月板的冲击。锻炼大腿肌肉有很多种方式，比如靠墙静蹲，由于是静态动作，膝关节无收放，冲击较小，因此是很多跑者腿部肌肉训练中的一个重要部分。也可以练习箭步蹲、深蹲、爬楼梯等。

核心肌训练是跑步锻炼的出发点和归宿。

拉伸对肌肉恢复和生长非常有益。剧烈运动后的拉伸必不可少,且相当重要! 关于拉伸的机理以后专门讲。

每次跑前都要有充足的热身运动,感觉身体轻盈、协调的时候再进行正常的节奏跑或是间歇跑训练,可以有效避免膝盖损伤。这是因为在跑前,膝关节等位置的关节囊还未分泌出足够的滑液供大运动量使用。如果此时开始高强度训练相当于汽车还未热车,就直接加速到100km/h。

## 六、合理的休息和恢复

获得运动益处的途径在于是否得到充分的恢复。持续性的过度运动,一直使用大重量训练而没有进行训练强度的调节,以及缺少睡眠都会引起各种关节问题。过度重复的训练也会引起关节的损伤。我们应该知道,如果我们的身体不能完全从上一次训练创伤中恢复过来,那么这些创伤就会积累在一起,然后给我们致命的一击。而缺少睡眠,会影响我们的身体分泌、合成代谢激素,会进一步影响我们身体的恢复。只有损伤,没有修复,身体只会越练越差! 一般来说,人在40—50岁时,肌肉修复的时间是5天,50岁后就要7天以上。所以每周3—4次的大运动量就相当高了。平时只要保持一定量的有氧运动就可以了,比如每天5000—10000步的行走。

# 骨质疏松
# 不是补钙这么简单

很多人都这么认为："补钙问题伴随我们的一生，小时候长个要补钙；长大后减缓钙流失要补钙；老了预防骨质疏松要补钙。"这是真的吗？

答案是否定的！骨钙流失不等于身体缺钙，口服钙片很可能随尿液排出。科学认识骨质疏松症及其防治方法刻不容缓。

我们先认识一下什么是骨质疏松症。骨质疏松症被称为"沉默的杀手"，是一种全身性疾病，主要特征是骨矿物质含量低、骨结构破坏、骨强度降低、易发生骨折。疼痛、驼背、身高减少和骨折是骨质疏松症的特征性表现。但有许多骨质疏松症患者在早期常无明显的感觉，常常是骨折后才发现，并关注。骨折常是部分骨质疏松症患者的首发症状和就诊原因，通常在负重、活动、弯腰和跌倒后发生。骨折后轻则影响机体功能，重则致残甚至致死。常见的骨折部位是腰背部、髋部和手臂。髋部骨折后第一年内由于各种并发症导致的死亡率达到20%—25%，存活者中50%以上会有不同程度的残疾。据统计，一个骨质疏松性髋部骨折的患者每年的直接经济负担是32,776元人民币,而中国每年骨质疏松性髋部骨折的直接经济负担是1080亿元人民币。

那么为什么会得骨质疏松症呢?它受先天因素和后天因素影响。先天因素指种族、性别、年龄及家族史;后天因素包括药物、疾病、营养及生活方式等。年老、女性绝经、男性性功能减退都是导致骨质疏松症的原因。

总之我们都应该重视和关注骨质疏松症,那到底该如何防治呢?

以下11点受用终身:

1.人在各个年龄阶段都应当注重骨质疏松的预防,婴幼儿和年轻人的生活方式都与成年后骨质疏松的发生概率有密切联系。

2.步行或跑步等能够起到增强骨强度的作用。

为了更好地促进骨骼对钙的利用,我们需要通过运动对骨骼进行刺激。运动方式可以有多种选择,包括慢跑、太极拳、骑自行车等有氧运动,还可以选举哑铃、扶墙俯卧撑、双膝着地爬行等运动方式。推荐大家每天至少运动30分钟。但是要注意,如果已经被诊断为骨质疏松,则要在医生的指导下进行运动,以免发生运动损伤,加重病情。

3.保证平均每天在阳光下活动20分钟以上,以促进维生素D的合成。充足的光照会对维生素D的生成及吸收起到非常关键的作用。皮肤在阳光中紫外线的照射下,可以自己合成维生素D。而维生素D可以帮助我们的身体吸收和利用钙。如果说钙是骨骼健康必不可少的原料,那么维生素D就是守护这个原料仓库的守门人。

4.负重运动可以让身体获得及保持最大的骨强度。

5.预防跌倒。老年人90%以上的骨折由跌倒引起。

6.无论男性或女性,吸烟都会增加骨折的风险。

7.不过量饮酒。世界卫生组织推荐:每日饮酒量应当控制在啤酒570ml、白酒60ml、葡萄酒240ml或开胃酒120ml之内。

8.低盐、富含钙和适量蛋白质的均衡饮食对预防骨质疏松有益。牛奶和各种奶制品堪称天然钙库,不但钙含量高,而且易吸收。如果喝牛奶感觉肠胃不舒服,可以喝酸奶。奶粉也是很好的选择,37.5g(约2—3瓷勺)奶粉的钙含量就相当于300ml牛奶。比较胖、血脂高的朋友,更适合低脂的牛奶或者奶制品。

豆类及豆制品是物美价廉的补钙食品,钙含量远远高于肉类。黄豆的钙含量高达191mg/100g。在制作豆腐的过程中,加入的卤水或石膏,也能增加钙含量。比如,卤水豆腐的钙含量为138mg/100g,石膏豆腐是116mg/100g。推荐大家每周吃大豆100克,相当于220克豆腐干,或者290克北豆腐即卤水豆腐,或者560克南豆腐即石膏豆腐。

绿叶蔬菜,特别是深绿色的蔬菜不仅富含钙,而且富含钾、镁、维生素C等营养素,可以促进钙的吸收和利用。不过绿叶蔬菜中有草酸、植酸等物质,会降低钙的吸收。我们可以通过焯水去掉这些影响吸收的元素,提高钙的吸收率。吃蔬菜不仅可以获得丰富的钙元素,还可以补充足量的膳食纤维、多种维生素和矿物质。同时可以增加饱腹感,帮助控制餐后血糖、维持正常血压,对有"三高"的朋友也十分有益。推荐大家每天吃够500克的蔬菜。

在动物性食品中,各种水产品,包括鱼、虾、蟹、贝类食物,含钙量都较高。比如,鱼类的含钙量大约在50—150mg/100g,贝类含钙量更高,大多高于200mg/100g。而且,这些食品中的脂肪多为不饱和脂肪酸，有益于心血管健康。不过要提醒大家，一些水产品的内脏胆固醇较高，不能吃太多，比如蟹黄、鱼子等。推荐大家每天吃水产品40—50克，每周280—350克，来满足身体需要。

坚果，特别是含油脂较多的坚果，也是钙的良好来源。各种炒熟的坚果，含钙量大多高达100—200mg/100g。另外，坚果中富含不饱和脂肪酸，还有许多脂溶性维生素，比如维生素E，适量使用，对心血管健康有利。推荐大家每天吃25—35克坚果，这大约是一小把去掉壳的果仁的数量。

9.高危人群应当尽早到正规医院进行骨质疏松检测，早诊断，早治疗。

10.骨质疏松症是可防可治的慢性病，不必过度惊慌或过度防治。

11.相对不治疗而言，骨质疏松症任何阶段开始治疗都不晚，但早诊断和早治疗会使我们大大受益。

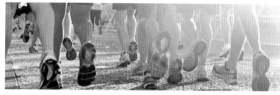

# 冬日锻炼有讲究

　　冬天的严峻冷酷只针对那些怯懦的灵魂和猥琐的生命，而对坚忍的意志和顽强的精神，却给予了无私的历练。冬季是乐趣无穷的季节，也是检验你对梦想忠诚度的最佳时机。如果寒冷让你裹挟不前，冰雪必将埋葬明天。浴"雪"重生吧！冬天来了，运动依然要坚持！

　　立冬时节，北方冷空气频频南袭，可形成伴有雨雪的寒潮天气。这样的气候条件，易引发感冒和心脑血管疾病。专家提醒，预防感冒要加强保暖，积极锻炼，开窗通风，勤晒太阳，睡前温水泡脚，加强饮食营养；心脑血管疾病患者要提高防范意识，多喝温开水，注意保暖，天冷时应减少晨练，外出时随身携带急救药物。

　　早起去锻炼身体，这本身是很值得提倡的，不过，在寒冷的冬季，就不要再这样做啦！因为，早晨往往是一天中最冷的一段时间，此时外出极易诱发心脑血管疾病。因此，锻炼身体最好的时间段是上午10点以后或者下午3—4点的时候，如果起得早，开窗通通风，可以在室内做一些简单的伸展运动。

冬日锻炼不宜太激烈。锻炼前应先进行徒手操、轻器械练习等"预热"运动，以身体发热并微微出汗为宜。锻炼时衣物的厚度要适当，热身前要穿厚实些的衣服，热身后再除去外衣；运动后不要吹冷风，擦去汗水并及时更换衣服，防止感冒。冬季晨练，不要太早，等太阳出来后开始比较好。适宜的运动为：散步、慢跑、打太极、敲打健身球等运动量小的活动。

秋冬交替，预防流感，适当进补，调养精神。适当多吃温补的肉类、龙眼、山药、大枣等。"早卧晚起，以待日光"，尽量早睡不熬夜。

冬日锻炼，装备方面也有讲究：

1.遵循多层穿衣法（速干—保暖—防风），保持核心体温；

2.下装穿带绒紧身裤或压缩裤，冷的话加上运动裤；

3.帽子、脖套、手套三件套，尤其注意头部保暖；

还要注意安全：

1.避免在雪后的马路上跑步；

2.不戴耳机，注意周围环境，防止危险发生；

3.长时间跑步应穿颜色鲜艳或有反光条的衣服，备好头灯。预防天色变暗；

4.观察周围环境和天气情况，躲避恶劣天气。

天气好时户外跑步是一件很惬意的事儿，天高云淡，花草远山，与山河共舞，与大地亲昵；跑完挥汗如雨，周身通透，一顿大餐，一个好觉，一片安宁，美女帅哥，自恋、暗恋、仰慕，近视眼都跟着变得炯炯有神……然而，并非时刻都有好天气，并非所有天气都适合跑步，四季更迭，风雨雷电、雾霾沙暴，加上汽车火车川流不息，本该惬意的跑步环境经常是一团糟。抛开那些人为因素不算，单说天气现象，那些复杂繁多的天气，均会对跑步产生不同程度的影响。最不适宜跑步的天气就是雾霾，接下来是高温和低温湿冷的大风天气。遇上这样的天气，跑友可以休息一下了。

　　健身热潮汹涌澎湃，科学运动迫不及待。我辈医者当立潮头，传播健康民安国泰。

# 运动到底是白天好还是晚上好

太神奇了！维生素D竟然可以降低心脏病和多种癌症的发病率，提高机体免疫力，抗病毒、抗感染。

阳光下运动才是最好的、最自然的获得维生素D的途径。运动也有讲究啊！

获得维生素D的最佳方式是日晒。通过强光照射在皮肤合成的维生素D还会产生其他的一些重要的光合产物，这些是无法通过其他渠道摄取的。而且通过阳光合成的维生素D在体内持续的时间是通过饮食获得的维生素D的两倍。也就是说，居住在热带地区之外，或者以室内生活为主的人们，是需要额外补充维生素D的，否则就会导致维生素D缺乏。

那么如何补充维生素D呢？口服肯定是不得已而为之，首选自然合成。去拥抱太阳吧！跑起来，在阳光下跑起来！

答朋友圈提问:

好友:郝院长,你有服用单剂维生素D吗?

我:动不了了再说吧!强日光照射20分钟可生成1万单位维生素D,口服太多也有副作用的。

好友:哈哈!怕晒黑涂了防晒霜还有用吗?

我:天天晒太阳!

好友:响应!

好友:把怕晒黑的地方遮盖起来不就好了吗?

我:把脸盖上,把身体暴露出来。

# 体脂率呀体脂率

体脂由两部分构成：分别是皮下脂肪和内脏脂肪。前者影响外观，后者环绕在肝脏等器官周围，是最为危险的脂肪。内脏脂肪如果过多，会大大提高你患上心血管疾病的概率。特别是体型较瘦，却有一个大肚子的人，那就说明他内脏脂肪过多。脂肪对人体构成来说是必需的，过多或者过少都会影响健康。对男性而言，3%—4%左右的体脂率是必需脂肪；对女性而言，10%—12%的脂肪是必需脂肪，低于这个标准就会影响健康。而男性体脂率高于25%，女性高于35%则属于肥胖，不但影响体形，还会影响健康。

不要执着于某一项或某一次的测量结果，而是要通过一个又一个的测试，掌握你身体的变化方向，并学会改变！

李小龙惊人的身体素质是其成功的最重要因素，他的身体脂肪含量仅有3%，这甚至低于"飞人"乔丹5%的脂肪含量。他对于肌肉的训练要求十分苛刻，每天坚持跑步，24—25分钟内即可跑完6.4公里，而且不断变换方式，如逆风跑，倒退跑、走跑交替等。跳绳也是李小龙每天的必修课，快速跳、单腿跳、双脚交替跳、跳一次摇绳多次等，每天至少15分钟，这对增强耐力、减少脂肪很重要。值得注意的是，李小龙的训练原则是爆发力与速度的结合训练，这样锻炼出的肌肉很少但质量却提高很多，这就是为什么他的肌肉不多却杀伤力惊人了。但是我们普通人对肌肉的训练一般不要过量，一定要坚持保持一个适合自己的状态，记得去健步！

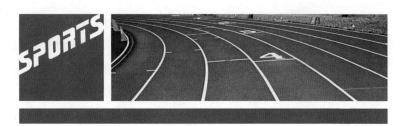

# 关于汗水的那些事儿

实际训练中，很多人认为出汗就是减脂，因为有句话是这么说的："汗水是脂肪的眼泪。"在他们看来，出汗越多，就代表脂肪消耗得越多，减脂效果越好。每次运动都大汗淋漓，就有一种"掉了好多肉"的感觉。

但事实并非如此，出汗与减脂之间并没有必然的因果关系。不能单一从出汗多少来衡量减脂效果。汗液中98%—99%的成分主要是水，只有1%—2%的成分为少量尿素、乳酸、脂肪酸等。

## 一、人体为什么会出汗

可以说人没有不出汗的，因为出汗是调节体温的需要。人的体温是恒定的，一般保持在37℃左右，由神经系统控制身体产热或散热来保持相对稳定。

另外，出汗还有其他生理功能。美国宾夕法尼亚大学的生物学家发现，男人排出的汗液对女性的情绪有出人意料的好影响，能够帮助女性减轻压力，使她们放松，甚至还会影响她们的月经周期。研究人员连续4周从参加试验的男子腋下收集汗液样品，在此期间不许他们使用除臭剂，然后把这些汗液提取物混合，喷洒在18名25—45岁女性的鼻子下面。最后使用固定的标准评估她们6小时内的情绪，结果发现汗液提取物使她们情绪高涨，有助于减少她们紧张的感觉，且没有迹象显示男性排汗会激起女性的性欲。事实上，这些参加试验的女性从未想到洒在她们鼻子下面的是男人的汗液，研究人员说："实验是在完全消毒的环境中进行的，她们不会有性的想法是毫不奇怪的。如果是在性感的环境里，接触到这种味道就可能会促使性意识的产生。"

## 二、运动和出汗的关系

一般规律是，运动强度越大，排汗量越多。因为随着运动强度的增加，肌肉活动更剧烈，产生的热量更多，为了保持正常体温，人体必须增加排汗量才能把多余的热量散发出来。

相同条件下，为什么有的人出汗多，有的人出汗少？

首先，出汗多少与每个人的汗腺数量有关。汗腺数量的多少不仅有性别差异，而且还有个体差异。简单点说就是，汗腺数量多的出汗相对就多，汗腺数量少的出汗就少。

其次，出汗多少还与每个人的体液量有关。体液多的人运动时出汗就多，体液较少的人运动时出汗就少。有的人运动前大量饮水，就会因体液增多而增加出汗量。

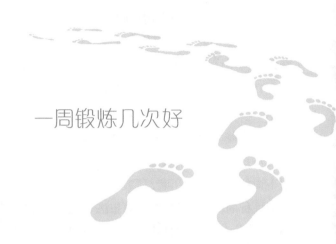

# 一周锻炼几次好

关于一个星期锻炼几次比较好，说得严谨一点，是需要根据不同的训练水平、训练周期、训练目的和恢复条件来决定的。说得通俗一点，就是要因人而异。

一般来说，对身体上某一块肌肉或某一个部位的两次训练，之间至少要间隔48小时以上。如果训练强度大或要完全恢复，则需要72小时以上。之所以需要休息，是因为锻炼后良好的恢复，才能保证获得最佳训练效果。

## 一、训练的恢复分为三个阶段

**第一阶段**：训练时能量物质的消耗占优势，恢复过程虽然也在进行，但当时是消耗大于恢复，所以使能量物质减少，各器官系统的工作能力下降。

**第二阶段**：训练后能量物质消耗减弱，恢复过程占明显优势。这时能源物质及各器官、系统机能能力逐渐回复到原来水平。

第三阶段：这个阶段也叫超量恢复，是指训练时消耗掉的能量物质及各器官、系统的机能恢复超过原先水平。超量恢复保持一段时间之后又回到原来水平。

## 二、针对不同训练水平的一周练习次数安排

### （一）初级水平：（3—6个月训练）

对于初级水平的训练者，建议一周锻炼3次，练一天休息一天。比如一三五或二四六，不多练，也不少练，有规律的安排。如果休息一天后还是感觉肌肉酸痛或不适，可以再多休息一天。

如果是重点减脂的练习者，可以在每周3次力量训练后的休息日里，安排1—2次30—60分钟的有氧运动，比如慢跑、快走、骑车等，不过必须要保证每周休息2天。

### （二）中级水平：（6—12个月训练）

对于中级水平的训练者，建议一周锻炼3—4次，可以每周将身体每块肌肉锻炼2次，不过还是要保证训练后给身体一定的恢复时间。

### （三）高级水平：（训练一年以后）

高级水平的训练者可以根据自身条件，来安排适合自己的每周练习次数。

## 三、怎样安排力量训练更有效呢

为什么有的人锻炼效果好，有的人锻炼效果相对差一点呢？究其原因，主要有两点，一是自身身体原因；二就是训练的安

排上有问题。一般在力量训练时，建议将重量日和轻量日混合安排。所谓的重量日是指在训练时安排动作的强度控制在8—10RM（RM用于健身术语时，表示训练时应选择的重量），轻量日是指动作的强度控制在12—15RM。

## 四、为什么要安排重量日和轻量日呢

因为如果只进行轻重量、多次数的训练，就不能使肌肉受到超负荷和强刺激，肌肉块和力量都会增长较慢。如果全部都是大重量、中低次数的训练，又容易引起训练过度或受伤。

所以，在训练上要将重量日和轻量日相互结合。重量日的目的是测试肌肉的最大力量，轻量日的目的是给局部肌肉获得更好的恢复，有利于肌肉块和力量的更快增长。每周锻炼几次比较好，这个答案是因人而异的。因此每个人都要掌握好自己的练习次数、训练强度、训练时间等，避免运动过量。过量运动不仅影响训练效果，还可使机体免疫功能受到损害，影响健康。

## 五、怎样衡量运动是否过量呢

有人总结了以下衡量运动过量的八标准，如符合2条以上，可确认为运动过量。

1.受伤和肌肉疼痛的次数增加。

2.早上起床时脉搏升高。

3.训练情绪下降，易激动、发热。

4.失眠。

5.肌肉含量下降，体脂率增加。

6.提不起精神，缺乏耐久力。

7.食欲减退。

8.在下次训练前肌肉仍感觉疲劳。

# 关注青壮年运动性猝死

　　健身房运动时猝死、晨跑时猝死、运动场打球时猝死……青壮年运动猝死事件频繁发生。

　　运动猝死事件近年来逐渐增多，经常听到参加健身活动的青壮年在剧烈运动时猝死的消息，真的应该引起全社会重视了。首先参加剧烈运动有过不适感的人要详细体检一下；其次健身人员要学习一些必要的医学知识和急救技能，救人也救己；还要建议在运动人员密集的场所配备必要的抢救设备；全力以赴做科普。

## 一、运动猝死的最大可能性是心脏问题

　　世界卫生组织和国际心脏病协会将猝死定义为有或无症状的运动员或体育锻炼者在运动中或运动后24小时内意外死亡。

　　调查研究表明，诱发运动猝死的主要原因是心源性猝死，发生率占80%左右；其次是脑源性猝死，发生率为6%—17%；此外

还有中暑、胸腺淋巴体质、急性支气管炎等原因。

青年运动员心源性猝死主要由肥厚性心肌病、心肌炎、心脏瓣膜和心肌传导系统疾病引起；中老年（40岁以上）心源性猝死则几乎全部由冠状动脉粥样硬化（冠心病）引起。

简单来说，运动猝死一般都是有原因的，而可能性最大的就是心脏出了问题，只是病人不知情罢了。

当我们发现心血管出了问题的时候，一般都会去医院检查，但是休息状态下做心肺功能测试的心电图只是初步筛查，并不能揭示潜在性危害。所以"跑马"前都要求运动员在检查时增加一项递增负荷试验，也就是在运动中不断增加运动刺激，来监测不同负荷下人的心率、血压、脉搏波传播速度等指标变化，科学地评价其心血管机能指标。

## 二、运动别过度，累了别硬撑

有的人喜欢健身，但是由于工作学习的忙碌，健身时间很不规律。时常健身一段时间之后就停了，然后过一段时间又开始锻炼，还想顺便把前一段耽误的时间补回来，但是殊不知这样只会徒增运动风险。

因此提醒这些朋友：参加剧烈运动时要量力而行，平时很少参加剧烈运动的人也不宜突然参加剧烈运动，运动中如果出现胸痛或者疑似心绞痛症状，如严重气短、胸闷、心悸、心律不齐或者背部放射性疼痛等，应该马上停止运动，到医院进行检查。

## 三、猝死发病前也有征兆

对于喜爱运动的年轻人来说，运动性猝死常见于跑步，足球、篮球以及网球等高强度体育竞技项目。大部分猝死者发病前还是有症状的，只不过没有引起重视而已。有的人觉得胸闷、胸痛是身体素质不好，要加强锻炼，这种观点是错误的。如果真是因为心脏或者身体不好，反而不能运动，特别是剧烈运动。

夏季随着气温增高，全身血管随之扩张，血流速度加快，心脏为了加快新陈代谢，会超负荷工作，这就加大了诱发心源性猝死的概率。另外，体温调节紊乱也可导致健康的人死亡，剧烈运动尤其是在高热环境下进行时，易发生中暑，严重者甚至死亡。因此在夏季运动时，我们一定要注意合理安排运动项目和运动时间。平时要保证充分的营养、合理的饮食和睡眠，必要的时候可以做一些身体检查，特别是心肺功能的检查。

## 四、影响运动猝死的因素

### （一）时间因素

国内外调查表明，心源性猝死的发生高峰期在一年中的冬季；一周中的星期一；一天中的上午9—11点或醒后的4小时内，其次为下午。

### （二）心理因素

情绪激动时，血液中儿茶酚胺含量升高，增加心室颤动的易损性和激发冠状动脉痉挛。

### （三）运动负荷

高强度、大负荷的剧烈运动引起体内儿茶酚胺含量增多，使心肌需氧量增加,使心脏负担突然加重,导致猝死。

**(四)年龄与性别**

运动猝死的高发年龄在30—50岁之间,以40—50岁为高峰。男性多于女性,女性运动猝死发生率低可能是由于女性缺血性心脏病发生率低,不愿参加大负荷运动,对疲劳或其他过度负荷不易耐受等因素有关。

**(五)抽烟、喝酒、饮用浓咖啡**

大量饮酒、抽烟、喝浓咖啡熬夜,均可增加心脏病的发生风险。

**(六)感冒**

部分人认为感冒后,通过运动,身体出身汗就好了,殊不知人在剧烈运动时免疫力会下降。生病已经让人体免疫力下降,再做剧烈运动,无疑是雪上加霜,让病毒有机会侵犯心肌,引发病毒性心肌炎诱发猝死。

## 五、运动猝死的预防方法

**(一)了解自身身体情况,建立良好健康观念**

进行运动前,要了解自身健康情况,不参加不适宜的运动。患有心脏病、高血压、糖尿病等疾病的人群,要根据自己的病情选择低强度有氧运动,如太极拳等,运动时间不宜过长。老年人出门锻炼身体最好有人陪伴。

**(二)遵守体育锻炼基本原则,避免过度运动**

运动前后应做好充分准备活动及放松活动。避免运动后立即洗热水澡,避免暴饮暴食及饭后立即运动。感冒、过度疲劳时,应减少运动量或停止运动,不可通过加大运动量等行为发泄不良情绪，锻炼要循序渐进，量力而行，要有计划地坚持锻炼，养成良好习惯。

### （三）运动前要进行医学检查

参加运动前要进行的医学检查，通常包括静态心电图、动态心电图、运动平板试验等，特别是有心脏病、高血压、糖尿病、脑血栓等病史人群，更要重视检查。

在平时，测脉搏也是衡量身体状况的一个简单可行的方法，把运动心率控制在靶心率范围内，即运动时心率应控制在最高心率＝[（220－年龄）－静态心率]×（60%－80%）＋静态心率，在靶心率范围内运动既能获得最佳锻炼效果，也能保证运动的相对安全性。

### （四）学习心肺复苏急救知识

猝死发生后的4分钟是抢救的黄金时间。如果发现有人在运动中突然昏倒在地，应立即将其平卧于平坦的硬地面上，用手触及颈动脉，若无脉搏，应立即按照心肺复苏的方法进行抢救。

# 没有修复的运动等于慢性自杀

　　赵医生性格开朗，喜欢打羽毛球、篮球、跑步，曾是很多同学和同事眼中的运动健将。平时总是告诫患者不要劳累，注意休息，自己却时常"高负荷连续运转"。这一节，我想通过赵医生的故事告诉大家：过量运动和过度劳累都会摧毁人体的免疫力！

## 医院年轻医生"肺癌晚期"：上天留我吧！

　　**上天留我吧！我对这个世界还有很多依恋……**
　　作为北京某医院小儿心脏外科的主刀大夫，赵医生从本科读到博士后在学医从医十多年间，曾帮无数病人击败过病魔。但不曾想到的是，他自己却倒在了病魔面前：2016年6月，他被诊断为肺癌晚期。
　　"春节后感冒发烧一个多月，又从鬼门关前走了一遭……"刚出院不久的赵医生坐在我面前虚弱地说。身体虚弱，脸部浮肿——激素药物的副作用显露无遗。如果不是亲眼所见，你很难将这样的形象与一米八五的东北大汉联系在一起。

赵医生曾是很多医生同事和学医同学眼里的运动健将，喜欢打羽毛球、篮球、跑步，性格开朗乐观。在安贞医院，许多病孩儿都喜欢这个高大帅气的医生叔叔。他被诊断为肺癌晚期的消息传出后，很多人都不相信。

"15年2月春节之后我开始咳嗽，有血痰。"赵医生说，"那是第一次出现痰中带血，我以为是忙累上火了，也没去检查。那时手术排得很满，一台接一台……"2015年底，血痰越来越频繁，赵医生便做了CT，发现左肺叶有0.5厘米的肿物。虽然自己就是医生，但他仍没当回事，找胸外科医生开了点药，就继续工作在第一线。

到了2016年6月份，赵医生身体状况越来越差，连上楼梯都困难了。他这才又拍了个片子，发现肿物竟然长到了5厘米。这时有人建议他去中国医学科学院肿瘤医院检查诊断。在肿瘤医院做穿刺时，发生了大出血，"血液像喷泉一样从嘴里涌出"，有十几分钟，他都手脚冰凉，失去意识。

穿刺活检结果出来：癌症。接下来便是手术、放疗……手术切除左肺叶后还发生了几次险情：物吸、膈肌痉挛等，4次差点憋死过去。好在身体底子好，又年轻，他还是挺了过来。

"这个时候，我才知道生命多么珍贵，活着多么美好……"说到这里，他眼睛里噙着泪水。

手术住院时，同病房的病人说："你咳血痰那么久不去检查，还坚持给病人做手术，这是拿自己的命去换别人的命啊！"现在回想起来，他后悔不已。"自己病了对病人何尝不是一种损失呢！"他说，平时医生总是忠告患者不要劳累，注意休息，自己却时常高负荷连续运转，"我要给同行们几句忠告：有了症状，一定要检查,千万不要存侥幸心理!"

他说他现在要做两件事:一件是面对现实,以积极的心态与病魔抗争,过好每一天;另一件是规划好未来,把得病后的心路、体会、感悟写出来,分享给大家,让更多的人远离癌症。

世界很美好,但偶尔也会特别可怕:战争、病痛、分别……但不管发生什么,善良、爱心、纯真、信念,依然会使这个世界充满温度。

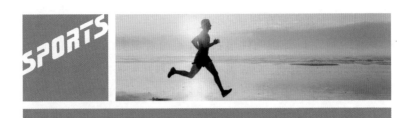

# 运动后肌肉出现膨胀感才好

健身的人最喜欢的是训练后的酸痛，我们通常把它叫作 Good Pain，因为大家会视酸痛为训练成效的提示，越痛越好，但这是真的吗？没有酸痛便代表没有成效吗？

## 一、延迟性肌肉酸痛

这种酸痛通常于运动后8—24小时出现，酸痛的感觉可维持24—72小时，症状为身体酸痛、肌肉僵硬。此现象的解释说法不一，现将最受公认的原因罗列如下：

1.完成一项新的运动或练习。

2.改变运动流程。

3.突然剧烈增加运动的时间或强度。

换句话说，只要你接触一项全新的运动，无论强度有多大，你都可能会有酸痛的感觉，这跟训练成效没有必然的关系。

## 二、如何确认训练是否有效

### （一）肌肉出现膨胀感

肌肉出现膨胀感是因为肌肉发力时会充血，血液运送养分及氧气到肌肉。如果肌肉没有膨胀感，则代表那组肌肉没有动作，这时你便要检视一下运动的姿势了！

### （二）训练时对肌肉的感应

很多对训练了解不深的朋友，做一个动作时以为只是在做一个动作，其实所有的训练动作都是为了训练某组特定肌肉，如果在训练时，不能感应到目标肌肉，就很难有训练成效。

例如很多朋友做高位下拉，只会感到二头肌及前臂酸痛，而背阔肌却一点感觉都没有，这就是因为他们没有将脑袋跟背阔肌联系起来。大家不妨少重量，多次数地去练习，这样才能使脑袋与背阔"连接"起来。

总之，不一定有酸痛才代表有训练成效，最重要的是训练时肌肉有膨胀感，以及将注意力放在目标肌肉上，使大脑能控制受训肌肉。

## 三、触痛点（Trigger Point）

不管你是"举铁党"还是"跑步党"，在日常训练中多多少少会出现疼痛或是肌肉疲劳。也许是因为热身不充分，也许是因为训练后没有认真放松。这些日积月累的慢性疼痛困扰着你，以至于拖了你训练的后腿。下面我们来说说它形成的原因以及解决办法，让疼痛远离你。

说到疼痛，不得不提到一个词——Trigger Point，它可能就是你疼痛的来源。

### （一）什么是Trigger Point

Trigger Point（触痛点）主要是出现在肌纤维上紧带区（Taut Band）的小结节。你可以用指尖触碰感觉到，按下去会疼。出现Trigger Point的地方是不固定的，它的大小可能是小拇指指甲那么大，也可能是一粒黄豆那么小——你的疼痛也许就是这些Trigger Point在作祟。

### （二）为何会形成Trigger Point

在训练过程中，我们的肌原纤维节（Sarcomere）在不停伸缩的过程中受到过分的刺激，不能正常伸缩，也不能回到初始状态，这就导致一部分肌原纤维节紧缩在一起，另一部分被迫拉长。紧缩在一起的肌原纤维节会形成一个比正常情况下更粗更大的结，使得这段受影响的肌肉纤维降低活性。而这种情况往往会集中出现，即多个不正常紧缩的肌原纤维节同时相邻出现，这样Trigger Point就出现了。

### （三）形成Trigger Point的危害

在它形成的时候，周边的血液流动就会降低甚至停止，导致这段肌肉缺氧，且不能正常代谢乳糖等。这时Trigger Point会向大脑发送疼痛信号，在需要使用该肌肉时，周边肌肉群的负荷会有所增加。

### （四）如何应对Trigger Point

它不会通过休息自然消失，最有效的办法是直接按摩Trigger Point，FitTimers完全可以自己完成。把专业的按摩球放在Trigger Point的位置，背靠墙，利用墙的反作用力按摩。来回按摩8—12次，每天5—10回就可以缓解疼痛。按摩时注意一定要按透Trigger Point的结节，力道要合适不能过轻。

# 运动性疲劳的预防与康复

　　运动性疲劳是运动本身引起的机体工作能力暂时降低，经过适当的休息和调整可以恢复的生理现象，是一个极其复杂的身体变化综合反应过程。疲劳时工作能力下降，经过一段时间休息，工作能力又会恢复，只要不是过度疲劳，并不损害人体的健康。所以，运动性疲劳是一种生理现象，对人体来说又是一种保护性机制。但是，如果人经常处于疲劳状态，前一次运动产生的疲劳还没来得及消除，而新的疲劳又产生了，疲劳就可能积累，久之就会过度疲劳，影响运动能力和身体健康。如果运动后采取一些措施，就能及时消除疲劳，使体力很快得到恢复，消耗的能量物质得到及时的补充甚至达到超量恢复，还有助于运动训练水平的不断提高。

　　运动性疲劳可分为躯体性疲劳和心理性疲劳。这两种不同性质的疲劳有不同的表现，躯体性疲劳表现为动作迟缓、不灵敏、动作的协调能力下降、失眠、烦躁、不安等；心理性疲劳是由于心理活动造成的一种疲劳状态，其主观症状有注意力不集中，记忆力障碍,理解、推理困难,脑力活动迟钝、不准确等。

运动后产生疲劳感是正常的,每个人情况不一样,加之运动量不同,产生的疲劳也分不同程度。一般将疲劳分成三个层次:轻度疲劳、中度疲劳和重度疲劳。轻度疲劳可以在短时间内消除;中度疲劳通过采取一系列手段也能很快消除,不会影响身体;但如果重度疲劳不能及时消除,就会影响学习和生活,损伤身体。研究证明,运动员提高体育成绩最关键的两个条件是运动训练的科学性和恢复手段的有效性,由此可见消除疲劳、恢复体力的重要性。

## 一、消除疲劳的途径

1.用各种方法使肌肉放松,改善肌肉血液循环,加速代谢产物排出及营养物质的补充。如整理活动、水浴、蒸汽浴、桑拿浴、理疗、按摩等。

2.通过调节神经系统机能状态来消除疲劳。如睡眠、气功、心理恢复、放松练习、音乐疗法等。

3.通过补充机体在运动中大量失去的物质,加快疲劳的消除。如吸氧、补充营养物质及利用某些中药来调节身体机能等。

## 二、关于整理活动

整理活动是消除疲劳,促进体力恢复的一种良好方法,应给予足够的重视。剧烈运动后进行整理活动,可使心血管系统、呼吸系统仍保持在较高水平,有利于偿还运动时所欠的氧债。整理活动使肌肉放松,可避免由于局部循环障碍而影响代谢过程。整理活动应包括慢跑、呼吸体操及各肌群的伸展练习。运动后做伸展练习可消除肌肉痉挛,改善肌肉血液循环,减轻肌肉酸痛和僵硬程度,消除局部疲劳,对预防运动损伤也有良好作用。

## 三、关于睡眠

睡眠是消除疲劳、恢复体力的好方式。睡眠时大脑皮层的兴奋程度降低,体内分解代谢处于最低水平,而合成代谢水平则相对较高,有利于体内能量的蓄积。

成年人在平时训练期间,每天应有8—9小时的睡眠。在大运动量或比赛期间,睡眠时间应适当延长。青少年的睡眠时间,应比成年人长,必须保证每天有10小时的睡眠。

利用睡眠消除疲劳时应注意:第一,就寝前尽量使精神状态趋于平静;第二,避免外界刺激;第三,室内空气保持新鲜;第四,就寝前应洗脚,使大脑得以休息,有助于尽快入睡,使疲劳能快速消除。

## 四、关于营养

运动中产生疲劳的重要因素之一,就是能量供应不足。运动中各种营养物质消耗增加,如能及时补充,则有助于消除疲劳,恢复体力。疲劳时,注意补充能量和维生素,尤其是糖、维生素C及维生素B1,夏季或出汗较多时,应补充盐分与水。所吃食物应富有营养并易于消化,尽量多吃些新鲜蔬菜、水果等碱性食物。不同性质的运动项目需要不同营养:速度性的项目应补充较多易被吸收的糖、维生素B1、维生素C以及较多的蛋白质和磷;耐力性的项目要多补充糖以增加糖原储备，同时还要增加维生素B1、维生素C和磷的摄入量；力量性的项目需要补充蛋白质和维生素B2。在运动中适时地补充有关营养物质，既能提高身体的抗疲劳能力，又能促进运动疲劳的消除。

　　总之，在日常运动中加强自我监督、及时了解自己的身体状况、掌握如何分辨疲劳程度和一些恢复的方法，对消除疲劳，提高运动效果，避免运动伤害会有很好的作用。

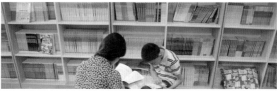

# 健步与读书

人生唯读书与健步最幸福。

读书日推荐三本书《实践理性批判》《生命是什么?》《道德经》。实践理性在康德整个哲学体系中居主导和领先的地位。他认为伦理学高于认识论,行高于知。只有人心中的实践理性所规定的道德法则才具有客观的普遍有效性,才能成为普遍的、必然的道德准则。《生命是什么?》是20世纪最伟大的科学经典之一,薛定谔在书中致力于将生物学与量子力学协调起来。尼采说《道德经》像一个永不枯竭的井泉,满载宝藏,放下汲桶,唾手可得。

人的心理问题主要在于读书不多而想得太多,而身体问题主要在于走路不多而吃得太多。

在微信时代,跑步不再是"最孤独的运动",它已经成为一种"社交"。朋友圈的点赞,比现场观众的掌声更让人感动;朋友之间互相晒晒步数,也成为一种激励。

人丑多读书,体胖勤跑步!跑步与不跑步的人,在每天看来没有任何区别；在每月看来差异也是微乎其微；在每年看来差距虽然明显，但好像也"没什么了不起的"；但在过了5年来看的时候，那就是身体和精神状态的巨大分野。等过了10年再看的时候，也许就会产生一种人生与另一种人生之间不可企及的鸿沟。跑步和读书一样是最美的。三毛说："读书多了，容颜自然改变，许多时候，自己可能以为许多看过的书籍都成过眼烟云，不复记忆，其实它们仍是潜在气质里、在谈吐上、在胸襟的无涯，当然也可能显露在生活和文字中。"同样的，你跑过的路从来不会欺骗你，他们沉淀在你的精气神中，你的改变每个人都可以感受到。跑步当然和读书一样是最好的修行！

# 认识有氧运动

先认识一下世界"有氧运动之父"——肯尼斯·库珀博士。

一次普通的周末出游,库珀与家人在湖边看到摩托艇与滑水板,库珀忍不住踏上去,并吩咐司机加速到时速30英里,这是他早已习惯了的速度。结果意外发生了,随着摩托艇的加速,库珀突然觉得恶心、天旋地转,似乎要昏过去。他挣扎着让司机赶快减速靠岸,那时他已经快不省人事了。事后,库珀认真地对此"事故"进行了分析,醒悟到自己缺乏运动、饮食不当,以及精神紧张造成的体质下降是这次危险经历的主要原因。同时库珀也看到身边有许多人存在类似的情况。他意识到预防医学将在美国人的生活中变得越来越重要,这是一门值得为之终生努力的学问。

后来库珀潜心研究运动医学,发明了著名的"12分钟跑体能测试",用来考核士兵与宇航员的体能并用于训练。1968年,他的第一本著作——《有氧代谢运动》问世,成为当年全美最畅销的书籍之一。库珀使成千上万的美国人加入了跑步的大军,也使他自己得到了"有氧运动之父"的尊称。

虽然库珀本人多次参加马拉松比赛，并对长跑深有研究，但他并不主张每个锻炼者都进行大运动量的训练。他的名言之一是："如果你一星期跑20英里（32公里）以上的距离，那就是在追求健身以外的其他目标。"

他认为掌握运动、饮食的平衡是锻炼最重要的一个原则。人体需要摄入营养以保证细胞生长与新陈代谢，需要休息以缓和工作造成的疲劳，需要运动以保持肌肉的功能。吃得太多或不足，休息太长或太短，运动太多或太少，都会破坏身体的平衡，引发疾病。如果能根据自身的情况把一切维持在适度的范围之内，就能获得近乎全面的身心健康。

库珀太太76岁访问南京时，聊起她依然健康美丽与活力充沛的秘诀，就是每天和先生一起健步走，做有氧运动，她说有氧运动能让人"feel better, look better, work better"。当时一起站在镜头面前的库珀夫妇还教大家做起了有氧操，姿态灵活、舒展，在场的同学也跟着做了起来。"多运动，才能保持活力。"

英文"Aerobics"意为"有氧"或"有氧参与的"。其实，有氧运动除了主要由氧气参与供能外，还要求全身主要肌群参与，是一项持续较长时间并且有韵律的运动。有氧运动能锻炼心、肺，使心血管系统能更有效、快速地把氧气传输到身体的每一个部位。

通过经常的有氧运动锻炼，人的心脏会更健康，脉搏输出量就更大些，身体每部分的供氧就不需要很多的脉搏数。一个身体素质好的人可以参加较长时间的高强度的有氧运动，他的运动恢复也快。

有氧运动的特点是强度低，有节奏，持续时间较长（每次锻炼的时间不少于30分钟，每周坚持3到5次）。这种锻炼，氧气能充分燃烧（即氧化）体内的糖分，还可消耗体内脂肪，增强和改善心肺功能，预防骨质疏松，调节心理和精神状态，是健身的主要运动方式。所以说，如果体重超标，要想通过运动来达到减肥的目的，建议选择有氧运动，如慢跑、骑自行车。

有氧操（有氧健身操）就是具有"有氧运动"特点的健身操，是在音乐的伴奏下、能够锻炼全身的健身运动。它的运动连续时间必须达到12分钟以上。但是广播操不是有氧操（有氧健身操），它们只能算健身操。广播操、工间操的锻炼效果远没有有氧操的效果大。

库珀可谓美国的预防医学大腕，他长期担任美国总统的私人医生，是"有氧运动"的首创者。他认为每个人生命的长短和质量完全取决于个人对疾病的预防，而不是医生和其他什么人所能左右得了的；与预防相比，任何挽救生命的医疗措施都显得为时已晚。库珀凭自己的实践经验，向人们阐述了自己对健身运动的观点。

有氧运动是不是越多越好？

进行有氧运动是要注重限度的。虽然进行有氧运动能很有效地把体内脂肪给消耗掉，但是如果过量的话，就会将肌肉也一同消耗掉。相关研究发现，进行2个小时的有氧运动，体内90%的白氨酸就会被消耗掉，而这种白氨酸对肌肉的生长起着非常重要的作用。而且锻炼过度，肌肉很容易被拉伤。

有氧运动的目的在于增强心肺耐力。在运动时，由于肌肉收缩而需要大量养分和氧气，心脏的收缩次数便增加，而且每次运送出的血液量也较平常的多；同时，氧气的需求量亦增加，呼吸次数比正常的多，肺部的收张程度也较平时大。所以当人持续运动、肌肉长时间收缩时，心肺就必须努力地供应氧气分给肌肉，并运走肌肉中的废物。而这种持续性的需求，可提高心肺的耐力。心肺耐力增加了，身体就可从事更长时间或更高强度的运动，而且较不易疲劳。

汽油的燃烧离不开氧气，所以我们也可以把发动机的工作称为有氧运动。同样，人类在运动中也要燃烧燃料，人类的"燃料"是糖类、蛋白质和脂肪。这些"燃料"都储存在人体的细胞中，当你运动时，就会消耗这些"燃料"以获得动力。

与发动机燃烧汽油一样，人类在燃烧"燃料"（即氧化）的时候也需要氧气"助燃"。人们在运动时大口大口地呼吸，使空气中的氧气通过肺泡进入到血液循环系统之中，然后随着动脉血流向全身的组织细胞中，这是一个漫长的过程。

低强度、长时间的运动，基本上都是有氧运动，比如走路、慢跑、长距离慢速游泳、骑自行车、跳舞等。有氧运动能够有效地锻炼心、肺等器官，能改善心血管和肺的功能。人在利用氧气的过程中，有一个相当大的时间差，这个时间差就使剧烈的、短时间的运动成了无氧运动。而当你运动的时间足够长时，氧气就会融入细胞中，使身体内的葡萄糖得到充分的"燃烧"，从而转化为新的能量，这样的运动就是有氧运动。

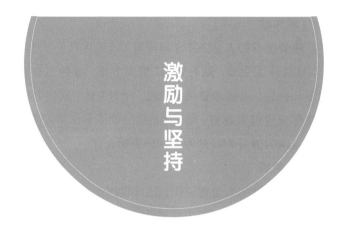

激励与坚持

人们参加运动、改善饮食的原因多种多样，找到真正能支持自己坚持下去的动力比起执行更为重要。明白自己为什么做一件事是很重要的，只有这样你才能更加享受挑战自己的过程而不是选择放弃。这节主要讲述几大最强的激励因素，以及如何利用它们来达到你的目标。也许你很明确自己的训练目标，但你真的了解这些动力背后的科学原理吗？

通常情况下我们可以将激励分为两种：内在激励和外在激励。

一、内在激励

内在激励是激励人们做一件事的最强推动力。如果你不需要奖励或惩罚，而是完全因为享受而去做一件事情，这时候你就受到了内在激励的驱使。内在激励主要有三个驱动因素：求知欲、成就感和刺激感。

### （一）求知欲

真正热爱健身的人会急于了解所有关于人体科学、营养的知识，而不只是伸手去要"最有效的"健身方案。这种求知欲会让你永远不知疲倦、永远希望挑战自己。而对人体、肌肉好奇的心理会驱使你变得越来越好，除了使自己的训练科学安全有效，甚至还有可能成为健身领域的专家帮助更多人。

### （二）成就感

真正热爱健身的人会勇于给自己设置困难的目标去挑战，从而获得成就感。奔着目标努力的过程是极其快乐也是成长极快的。记录个人纪录、制定详细的食谱都是通过成就感激励自己的方式。通过不断地挑战更难的"关卡"，你会在不知不觉中得到提升。

### （三）刺激感

刺激感是极强的动力。这种感觉是在你锻炼时肾上腺素上升，大口喘着粗气，看着手臂爆血管时感觉到的。普通人可能会认为锻炼是痛苦的，健康餐平淡无味，但真正拥有内在激励的人，会觉得锻炼的过程是最刺激的；而面对健康餐，他们想得更多的是它有多少蛋白质多少碳水化合物，能让他们变得多强！

## 二、外在激励

外在激励比起内在激励的效果就差一些了，它们对于一个人的激励有限，而且容易被削弱，但也通常是一个人刚开始做一件事情时使用的激励方法。外在激励是外界给自己的激励。比如说考试得A就奖励自己吃大餐，这就是一种外在激励。通常也分为三种：得到认同、外界压力和奖惩机制。

## （一）得到认同

得到认同是激励效果最好的外部激励。得到认同意味着你感受到你的所作所为对别人是有贡献的，比如参加篮球队，为了使球队赢得比赛而刻苦训练，从而得到队友的肯定。这种外在激励是最接近内在激励的一种，因此效果也最好。

## （二）外界压力

有时候我们会因为外界压力去做一些事情，比如担忧这件事情做不好会如何如何。同学们看你的异样眼光就是一种外界压力，它能很大程度激发人的斗志，但由于它是一种消极的激励因素，也很容易造成适得其反的效果。

## （三）奖惩机制

奖惩机制在生活中被运用得非常广泛，特别是在试图让自己或别人改变一个习惯时。这确实是个简单易行的方法，但效果真的很有限（是所有激励中最弱的一个）。特别是惩罚机制很容易让人产生厌烦感，而奖励的突然消失也容易让人感觉挫败、没有动力。

每个人都会遇到问题，无论性别、年龄，也无论所处何种环境。在一开始可能是自我怀疑、害怕失败、缺少支持、没有信念、健康问题、时间不够……再后来可能是虽然开始计划，但是遇到平台期，停滞不前。为了跳过这些障碍，我们需要借助科学有效的方法。在解决困难的过程中，你就会感到快乐，从而越来越享受这个过程，将外在激励慢慢转化为内在激励，持久地收获更多。

想要越过障碍，首先我们要分析清楚障碍是什么。然后根据不同的困难，采用对应的解决方案，一一击破。通常的方法有：

1.为自己设立目标，特别注意，你的目标一定是要为了自己而不是为了别人设立的。将目标尽量拆分成一个个小目标，保证自己总是有收获，不断激励自己前进。

2.使用SMART原则对目标进行分析，即：是否具体（Specific）、是否可测量（Measurable）、是否力所能及（Attainable）、是否现实（Realistic）、是否及时（Timely）。满足上述5个标准的目标和计划更容易实现，也更容易给人鼓舞。

3.体会健康对于生活的重要性，而不是一味关注减肥，甚至伤害身体。

4.找个人帮你，可以是父母、同事、教练或者好朋友。有了同伴的监督和鼓励，你会觉得更加有斗志、更不容易懈怠。设定清晰的反馈机制，如每完成一个目标都有奖励或未完成就有相应的惩罚，也可以让自己参与度更高。

5.为自己设立时间表，保证计划有条不紊地进行。

6.乐观的心态是成功的关键，成功是呈指数增长的。一开始你可能会觉得很难，但是随着日积月累，你会越来越驾轻就熟，收获也越来越多。所以一开始给自己设立的目标一定要是垫垫脚就能够到的，这样才能让自己有动力继续前进。

7.不要给自己太大的压力。每个人的节奏不同，高压有时候反而适得其反。如果自己抗压能力很强，高压会有激励的作用。但如果本来就不自信、没动力，太大的压力反而会摧毁自己的积极性。试着放松点，只要努力就会有回报，无非是快慢问题。虽然外在激励不如内在激励效果好，但一开始很少有人能找到内在激励的感觉。

因此，合适的外在激励在开始一个计划时非常重要。如果自己管不住自己，就找个伙伴来监督和鼓励，给自己设立能达到的目标和小挑战，然后在完成一个又一个挑战的过程中找到成就感和内在激励。当你真正将外在激励转变为内在激励时，谁不让你健身你还要跟谁急呢!

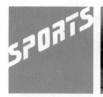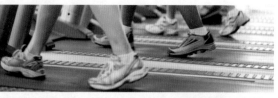

# 两周不锻炼，健身打水漂

　　锻炼与不锻炼的人，隔一天看，没有任何区别；隔一个月看，差异甚微；但是隔五年、十年看，其身体和精神状态上就有了巨大差别。读书也是一样的道理，读书与不读书的人，日积月累，终成天渊之别。锻炼强身，读书养心。运动生理学家介绍："锻炼停止后的两周是一个时间转折点，此时会有大量的生理标志显示出你的体适能开始衰退，甚至返回到锻炼之前的水平。"专家盘点了两周不锻炼后身体所发生的各种变化：肌肉重量开始减轻，块头减小，体脂开始堆积，运动性能也会开始下滑，在两到三周内，速度、耐力和肌肉力量会下降25%—30%。

　　在停止锻炼两周后，肌肉重量会有明显减轻，毛细血管变细，骨密度下降，柔韧性减弱，血流量降低，能量生成减少。当肌肉纤维意识到无须再储存能量时，它们对糖原的储存量开始减少，这就会导致肌肉纤维萎缩。当肌肉纤维萎缩时，它们就需要更多的刺激才能收缩。这时人们就需要锻炼得更为艰苦才能看到健身效果。

　　与肌肉重量减少相比，有氧运动能力和耐力会下降得更快。这些变化在生理层面上是非常明显的：心缩排血量下降，线粒体个头减小50%；心率加快，最大携氧量会以每天1%的速度下降。此外，乳酸堆积阈值也会下降，这就意味着人们完成高强度锻炼的能力开始衰退。

　　由于锻炼有助于向大脑输送含有氧气的新鲜血液，所以人们在锻炼之后会感觉神清气爽。有氧锻炼和力量训练都能增加脑源性神经营养因子的含量，它有助于促进新的脑细胞生长，并增强现有的脑神经元之间的联系，这就让锻炼成为维持正常认知功能的重要手段。因此，停止锻炼后，大脑会有浑浊不清的感觉。人体内的多巴胺含量也会下降，这会让人更容易焦虑和疲劳，更不愿意锻炼，从而形成恶性循环。

　　由于锻炼会对肌肉组织产生代谢和机械压力，所以它能促进良好的睡眠。只有在深度睡眠的快速眼动周期，人体才能分泌出足够量的激素（如生长激素和睾酮）来修复受损的肌肉组织。缺乏锻炼会造成体内的能量存储过多，对深度睡眠的需要减少，这就会导致焦躁不安或睡眠不足。

# 每天花一小时健身真的值吗

人的一辈子很短，每天睡觉就要8个小时，再加上快节奏的生活，每天抽出1—2个小时来健身，似乎太奢侈了，值得吗？

与其做这种既花时间，又累又出汗的事，做些其他的事情不是更好吗？比如玩游戏、打麻将、追剧等，干吗要健身呢？

这完全在于个人的理解了，有的人健身就是追求肌肉，追求更好的身材。还有的人健身只是追求一种积极健康的生活方法，他们无所谓肌肉不肌肉，只要这个运动能带给我健康，带给我更好的精神状态，更好的睡眠质量就足够了。

健身后你会发现，即使面对很大的生活压力，你依然精力充沛，并且整个人更有活力、更有精神了，做事效率更高了，这是做其他事情无法带给你好处的。

健身箴言送给您：

◆每个人都有腹肌，你只需要找到它们，锻炼它们。越早开始，越早得到它们。

◆请吃健康的食物，因为你的胃不是垃圾桶，请尊重你的胃。

◆运动、跑步远比你去医院看病治疗便宜。

◆不是只有今天才适合锻炼，每一天都是。

◆没有什么比跑过的路和流过的汗更诚实的了，它们默默地记录着你的努力和付出。

◆像猪一样汗流浃背是为了让你看起来更像一只狼。

◆每一公里的累积，都是为了给你更强壮的身体。每一次的偷懒，也都会在接下来的人生中给你颜色瞧。

◆健身，会让你变成更好的自己。这种改变，由外而内，最终通过生活方式的改变，在某个时刻，让你有蜕变的感觉。

◆健身是最好的逆袭方式，让你蜕变成你想要成为的人，一起加油吧，朋友们。

# 关节受伤多因素分析

据知名跑步网站统计，超过三分之一的跑者曾膝盖受伤，约五分之一的跑者曾脚部或腰部受伤，约七分之一的跑者曾脚踝受伤或得过足底筋膜炎，几乎没有伤病的跑者仅占15.7%。为什么关节会受伤呢？主要还是由于缺乏科学运动知识，自我保护意识不足，可以概括为以下几个方面：

## 一、过高的运动量加上不正确的动作

过高的运动量加上不正确的动作是关节受伤的主要原因。持续的大运动量、过大的训练重量以及不正确的训练姿势，均会带来关节的损伤，刚开始是关节里面慢慢地发炎，然后发展成为有症状的疼痛甚至瘀青。膝关节、踝关节、肩关节和肘关节是最容易受到这类损伤的。不好的训练习惯和过大的训练重量还会引起肌腱的受损甚至撕裂。如果训练重量使用过大，超过了关节的负荷，还会引起关节的错位。

## 二、缺乏合理的营养

关节和肌肉一样，需要营养物质来恢复。缺乏合理的关节营养将会导致更高几率的关节受损——细微的软组织撕裂会慢慢地发展为关节的慢性疼痛甚至损伤。长期缺乏合理的关节营养甚至可能会引发关节炎或者是肌腱炎。

## 三、关节承载力与肌力不平衡

健身爱好者会使用一些补剂（如肌酸以及正氮类的产品）增强肌肉力量，当肌肉力量快速发展的时候，我们关节承载力的增长速度并没有完全地跟上。虽然说肌肉力量的增长是绝对的好事，我们可以使用更大的训练重量刺激肌肉，但是这样会很容易引起关节的损伤。这种情况经常发生在年轻的训练者身上，特别是那些青少年健身爱好者。肌肉力量相对不足的老年群体做超量的动作，一样会引起关节损伤。

## 四、缺乏合理的休息和恢复

持续性的过度运动，或一直使用大重量训练法而没有进行训练强度的调节，以及缺少睡眠都会引起关节的问题。过度重复的训练也会引起关节的损伤。如果我们的身体不能完全从上一次训练创伤中恢复过来的话，那么这些创伤就会积累在一起，然后给我们致命的一击。而缺少睡眠，会影响我们身体分泌合成代谢激素，会进一步影响我们身体的恢复。只有损伤，没有修复，身体只会越练越差！

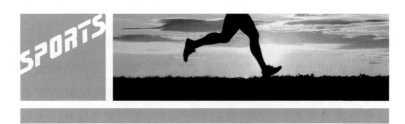

# 健步是最好的药，健步姿势很重要

健步姿势对，效果才翻倍！健步干货献给大家（以慢跑和快走为例）：

一、头部

头部摆正，不要盯着脚下看，将视线保持在前方3—6米的位置。可以想象自己是一个玩偶，有一根绳子连接你的头发，把你往上提拉。

视线：慢跑的时候尽量往远处眺望，欣赏风景能让你心情愉悦起来，缓解压力，同时远眺的动作也能令身体更挺直，如果只顾着看地面，姿势就不正确了，效果会大打折扣。

下巴：跟视线远眺是一个道理，慢跑的时候保持抬头挺胸，下巴稍稍往上仰起，幅度也无须太大，这样能防止形成跑着跑着弓起背的坏习惯，双腿也更容易抬起来哦。

二、胸部和腰部

一定不要含胸，而是将胸部挺起来，同时收紧小腹和臀部，腰一定要保持前凸，这样能让全身线条收紧。

### 三、手臂

慢跑的时候，通过肩胛骨的转动，带动弯曲的手肘往后拉动，做出自然摆臂的动作。背部肌肉尽量往上拉伸，减轻慢跑时腰部的负担。手臂轻微弯曲，随着步伐自然摆动，体现出韵律感。

### 四、肩膀

让肩膀放松，既不要向前耸，也不要向后塌。从侧面看，你的耳朵、肩膀、髋关节、膝盖应该是在一条微微向前倾的直线上的。

### 五、脚掌内侧

跑起来的时候要注意，脚着地后，骨盆以上的部位会随之前移，并与着地的一腿处于同一平面上，并与地面垂直。而着地的时候，是脚跟先着地还是前脚掌先着地并没有明确的说法，怎么舒服就怎么着地。

### 六、呼吸

平时走路时可以有意地调整呼吸，建议走三步吸气一次，然后走三步呼气一次。

### 七、步幅

每一步比平时走路时多向前迈一点即可，保持平时走路的步幅也可以。同时配合充分恰当的骨盆旋转运动，前后摆动双臂。

### 八、频率

保持每分钟快走或慢跑100—110步，这样才能真正地让全身都参与进来。

# 错误跑姿千姿百态

跑步是人们最常见的运动方式。众所周知，跑步能锻炼心肺功能，增强肌肉力量，持续有效的慢跑还可以起到消脂瘦身的作用。但如果跑步姿势不正确，不仅起不到健身、塑形的效果，还有可能给身体健康带来损害，把身体跑走样。有不少跑者就发现自己跑步跑出了"小肚子""萝卜腿"和颈椎病等问题。坚持跑步固然重要，掌握正确的姿势更重要。

跑步姿势不对，不仅起不了健身效果，反而带来一系列伤害！姿势跑不对，效果皆作废！跑步的好处特别多，但你得会跑！很多人会说，跑步还不会吗？事实上，我们很多人真的不会！

常见的错误姿势：

**一、双肩耸立**

腰椎过度侧向旋转，跑步的时候就会有一个向前耸肩的动作。

原因：核心、腰背部力量不足，只能耸起肩部支撑和负担身体重量，形成一个被动保护的稳定状态；下肢力量不足，髋部、脚踝蹬伸乏力，依靠主动往前送肩产生一个前进的动力；肩关节活动度不够，不能很好地前后摆臂。

对策：加强核心力量、下腰背力量、下肢力量、髋关节力量练习；加强前后摆臂练习，方法为屈肘90度，向后发力，自然弹回。

**二、交叉摆臂**

原因：通常这样的跑者步幅都很小，腿的摆动方向不是朝正前方，交叉横向摆臂只是为了维持身体平衡，屈髋肌群、下肢力量不足，蹬腿乏力。

对策：加强下肢力量、屈髋肌群力量练习，尤其是髂腰肌力量练习，加强核心力量练习，前后摆臂练习。

**三、侧向摆臂**

原因：遗传因素、臀部肌肉力量不足尤其臀中肌力量不足更容易造成外八字脚，O型腿、X型腿也容易造成这种效果。侧向摆臂也是被动维持身体平衡，跑动过程中很难保持髋部稳定。

对策：加强下肢内外侧力量平衡练习、髋前后肌群力量练习，加强核心力量练习，辅助脚踝力量练习。

**四、膝盖内扣**

原因：髋部外展力量不足，下肢（大腿）内外侧力量不均，关节稳定性不足，落地时膝关节不能稳定支撑，会有一个向内侧运动的动作，比较容易造成膝关节、髋关节运动损伤。

对策：加强臀大肌、臀中肌力量练习，下肢外展力量练习，膝关节稳定性练习，辅助踝关节力量练习。

**五、过度后仰**

影响运动表现，造成呼吸困难和窒息危险。

原因：跑动过程中肌肉肌腱发力方向不对，核心力量不足，尤其上腹肌力量不足，没有很好地拉住躯干。

对策：蹬地时用力的方向不要过度向上，身体前倾，加强核心力量尤其躯干前面（上腹肌）肌肉力量练习，强化呼吸节奏。

**六、含胸低头跑，弯腰跑**

影响心肺功能，影响脊柱。

这种走路方式最容易带来疲劳感，而且会影响心肺功能。因为低头含胸时，原本肺部用于换气的空间受到挤压，使肺部的换气功能受阻。长期下来，人体会很容易因此缺氧而头晕。

原因：肩颈部、背部力量不足，长期伏案、久坐的办公室人群尤其需要注意。

对策：加强肩颈部肌肉力量练习、核心力量练习、背部尤其下腰背力量练习。

**七、左右晃动**

这种跑姿特别容易造成膝关节积液和臀部肌肉损伤。

原因：核心力量不足，稳定性差，髋关节稳定性差，下肢力量不足，膝关节、踝关节稳定性差。

对策：加强核心力量练习、臀部力量练习、下肢关节稳定性练习，踝关节内外翻力量练习。跑动中注意发力和运动方向，尽量做到在一条直线上运动。

**八、脚掌拖地，拖着腿跑，容易造成足弓劳损**

有的人因为太累，或鞋子太重，或是走路习惯（双脚走路时无法使脚后跟与脚趾"轮转"起来，而是过早离地向前迈出），导致脚掌拖地。这种走姿缓冲能力较差，容易造成关节和足弓劳损。

原因：髂腰肌、大腿前后侧、内外侧肌群力量不足，臀部力量不足，腰腹核心力量不足，摆臂不足，办公室人群伏案久坐，髂腰肌萎缩，肩背部紧张、力量不足。

对策：加强屈髋肌群力量练习、下肢力量练习、脚踝力量练习，弓箭步跳跃结合摆臂练习，加大摆臂幅度。

### 九、上下跳动

过多的垂直弹跳耗费额外能量，更大的垂直冲击加重脚底和下肢负担，更容易造成运动损伤。

原因：跑动时蹬地的方向不对，向上的力大于身体的重力。

对策：注意控制发力的方向，身体适度前倾，进行一些可以控制垂直弹跳的跳跃练习，如后蹬跑、跳绳等。

### 十、步子迈得太大，拉伤韧带

当一个人走路时想要加快速度，最自然的反应就是加大前进步伐。这会导致你的步伐不协调。更重要的是，这样走路容易拉伤大腿内侧的韧带，使双脚抽筋，而且无法达到提升走路速度的目的。另外，对膝关节不好的人来说，这样会加重关节损伤。

原因：超过80%的跑者都是脚后跟先触地，脚后跟先触地时如果触地点在身体重心下方，膝关节微屈，照样可以得到充分缓冲；如果触地点在身体重心前面，此时膝关节会伸直锁死，造成更大的垂直冲击，触地后形成两个压力峰值，膝关节被迫承担更大压力，受伤概率大增。通常步频过低的跑者更容易跑出这样的姿势。

对策：加强屈髋、小腿折叠和勾足练习，躯干适度前倾，加强核心力量、髋关节力量、下肢力量、脚踝力量练习。

另外"内、外八字"的腿跑步时也容易对关节造成损伤。"内八字"即O型腿。内八字走路容易使更多压力积聚在脚外侧，从而增加脚外侧和地面接触的机会，改变脚部接触地面的原有路线，增大关节的压力，长久下来会导致腿部骨骼变形和疼痛。"外八字"即X型腿。跑步时容易损伤关节、加速关节退化。如果迈着外八字走路，就说明脚趾向外的角度过大，久而久之会让膝盖外移，双腿变成X型，甚至导致膝关节疼痛以及加速关节退化。

改跑姿前首先需要知道问题跑姿的根源，然后有针对性地去调整改进。问题跑姿通常是多个环节多种因素共同作用所形成的，不能头痛医头，脚痛治脚，要综合全面地分析和应对，并且不能操之过急，否则容易适得其反，造成运动损伤。

另外，跑步要选择适宜的地点，避免在太硬的路面跑步；要选择轻便、舒适、有弹性的运动鞋；步幅要适宜；跑动中要避免腰胯过分晃动；避免运动过度。

在进行运动之前，我们都要先拉伸一下身体，做做热身动作，这样不仅能防止弄伤身体，通过对肌肉进行预热与刺激，还能提高燃脂的效率，加上跑步的时候若能保持正确姿势，减肥效果就能轻松翻一番。运动后要做拉伸，让肌肉放松下来。

跑步后也要注意饮食控制，人在运动后食欲会大增，这时候便要小心了，不要立刻进食，也不要吃高热量的食物，应当在运动半小时后吃些水果蔬菜等利于减肥的食物。

# 8种步态的健康隐患

据《科学日报》报道，法国研究者发现，走路速度慢会增加动脉的厚度，与心血管疾病导致的死亡密切相关。研究人员对3208名年龄介于65—85岁之间的老人进行了为期5年的跟踪研究。专家使用了一系列方法来测试他们走路的速度，包括测试正常的速度和最大行走速度等。最终得出以下结论：走路速度最慢的那些人死亡率比走路速度最快的那些人的死亡率高44%，前者因为心血管疾病而死亡的概率是后者的3倍。这种情况在男性和女性之间、年老者和相对年轻者之间，以及是否进行日常锻炼的人之间都存在。这项研究表明，锻炼是健康生活方式不可或缺的一部分。

**一、走路速度很慢**

预警：寿命短

美国匹兹堡大学的研究者综合9项研究得出总结：根据走路速度的快慢可以很好地预测寿命长短，在75岁以上人群中相对更准确。普通人的走路速度是每秒钟0.9米，走路速度低于每秒钟0.6米的人的死亡可能性会增加，而那些走路速度超过每秒钟1米的人寿命较长。

### 二、走路时手臂不摇

预警：后背下方存在问题

生理学家认为，走路左腿向前迈时，脊柱会向右旋转，右臂也会随之摆动。如果有人在行走时手臂不怎么摇摆，可能意味着他后背的移动性受到了限制，易引起后背疼痛和受伤。

### 三、脚掌先拍打地面

预警：椎间盘突出或中风

美国足病协会前主席认为，健康人迈步时，首先是脚后跟接触地面，如果一个人在走路时脚掌先拍打地面，多是由于其肌肉控制力量较弱，这意味着可能是中风发作或椎间盘突出，压迫神经引起了肌肉神经功能受损。

### 四、步幅小

预警：膝盖骨骼退化

脚后跟接触地面的一刹那，膝盖应该保持笔直。如果不是这样，则意味着可能是膝盖骨的移动能力或臀部的伸展能力受限，这种功能退化可通过按摩推拿来解决。

### 五、罗圈腿

预警：骨关节炎

整形外科专家认为这种步态通常是膝关节炎造成的。人群中有高达85%的人患有这种骨科疾病，通常是年龄增长造成骨骼损耗引起的，如果严重，可通过支架纠正。

### 六、内八字

预警：风湿性关节炎

这种炎症会造成内八字的步态，有85%的风湿性关节炎患者会表现出这种特征。它在医学上被称为"膝外翻"或者"外翻足",表现为小腿无法伸直,向外侧弯曲。这种步态非常与众不同,看上去笨拙,双膝并拢在一起,而踝关节外翻。

## 七、踮着脚尖走路

预警:大脑可能有损伤

每次走路都是双脚踮着脚尖走路,与肌肉紧张有关,而当脊柱或大脑受到损伤时,也会出现这种情况。要注意的是,刚学走路的小孩多会暂时出现这种步态,不需要担心,如果一直如此,可带孩子到儿科就诊,进行排查。

## 八、跳跃着走路

预警:小腿肌肉绷太紧

这种步态更常见于女性,足科医生认为,这是因为她们长期穿高跟鞋造成小腿肌肉过于紧绷,脚后跟一着地就会迅速抬起,建议还是少穿高跟鞋为妙。

专家支招:纠正走姿先从纠正站姿做起

纠正不良的走路姿势,先从纠正站姿做起。可以在家里对着大镜子自我检查。人在照镜子时会不自禁地挺胸抬头,然后在走路时刻意保持这种端正的姿势,做到不偏不斜,不前倾。

走路时的正确姿势应该是:双目平视前方,头微昂,颈正直,胸部自然向上挺,腰部挺直,收小腹,臀部略向后突,步行后蹬着力点侧重在跖趾关节内侧。

此外,美国《预防》杂志有文章指出,走路时把意念放在脚上,感觉脚跟到脚尖逐一踩踏到地面,能起到转移注意力、放松精神的作用。如果想瘦身,最好走坡路或爬楼梯;如果是走平路,要把注意力放在收缩小腹上,走路时臀部适当地向前扭动,让腹部肌肉承担更多的力量。

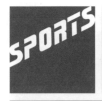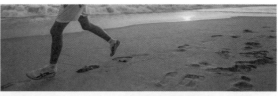

# 注意! 跑姿正确也会受伤

跑姿一直是跑友们最为关心的话题之一。因为不合理的跑姿会带来效率低下和伤痛等主要问题。所以，正确的跑姿就成为避免伤痛和提高跑步效率的关键。越来越多的跑友受伤后，也直接把受伤的原因归于动作不对。

不过，我们也应该多思考一下，跑步受伤一定是因为跑姿不对吗? 动作"标准"就一定不会受伤吗?

## 一、跑姿不当，增加受伤概率

我们确实不可否认跑步受伤和跑姿有关系。正因为这样，跑姿才成为受伤一族高度关注的话题。增加跑步受伤概率的跑姿有许多:

第一，跑步动作直线性差，包括上下起伏、左右摇晃、左右摆臂。当重心起伏过大（很多时候跟步频太慢有关系）时，落地冲击力可以增加数倍。左右摇晃、左右摆臂则明显增加了膝关节、踝关节的侧向受力。

第二，身体重心向后仰（没有向前倾）。只有身体重心向前倾，才会使重力的作用线在支撑腿之前，对身体产生一个向前的分力，让你借助这个分力更自然地完成向前动作。但如果重心向后仰，就没有这一个"借力"的过程，动作的时效性和经济性就差很多，也增加了肌肉、关节承受的负担。

第三，落地时，膝关节"打直"（没有弯曲），会导致膝关节受到的冲击增加。因为只有膝关节适当弯曲时，附近的肌肉群才能形成自然缓冲机制，减少膝盖关节软骨的磨损，并且让支撑力量传导到大腿肌群与核心肌群。如果膝关节"打直"了，落地的冲击就没有任何削减，全部被膝关节承受。

第四，膝关节不稳定也是跑步伤膝的一个原因。比如常见的一种"膝关节内扣"动作（髋部外侧的外展肌群力量不足造成），大腿向内扣，小腿向外翻，而膝关节在这种内扣的姿态下，是极度不稳定的。这时候身体重心位于支撑腿的内侧，胫骨极易在重力的作用下失控外翻，造成内侧副韧带、前交叉韧带拉伤。

还有很多不合理的跑姿都会增加受伤的概率。不过这里必须提到一点，跑姿是没有最"标准"的，它必须以每个人的身体特点和能力为基础。就比如"脚前掌落地"，虽然是一种高效的、很多高水平运动员采取的跑法，但对小腿、踝关节、足底的力量要求很高，不是所有跑友都可以轻易采用的，如果这些部位力量、协调性不足，又非要用脚前掌落地，就容易导致小腿僵硬紧张、胫骨疲劳性骨膜炎等问题。总之，能力和技术不匹配，只会增加肌肉、关节的负担，增加受伤的概率。

而且，对跑姿，我们首先要强调的是协调性和节奏感。只要保证了协调性和节奏感，很多时候跑姿会随着运动能力的提高，自然地向高水平运动员接近，而不会增加受伤概率。反之，如果没有最基本的协调性和节奏感，即便看起来是"优美"的，但是动作的时效性和经济性很差，肌肉、关节的压力和受伤概率照样很大。

## 二、跑姿对了，就一定不受伤

首先，我们要清楚的是，伤病是运动训练中非常正常的现象，即便动作没有问题，也不能保证不受伤。许多优秀运动员经常受到伤病困扰，并不是因为动作不对，而是因为当运动训练达到一定的负荷，接近或超过人体的承受力，损伤的概率必然会增加。所以大家对于一些小的伤病无须过度恐慌，只要避免一些长期反复的大伤病即可。

绝大多数跑步损伤都属于慢性劳损，原因总结起来，就是一点：运动负荷超过人体的承受力。所以，跑步受伤其实远远不止跑姿不当的原因，还有以下几点：

### （一）跑量和强度太大，恢复不足

过度训练是受伤的一大原因。简单讲，就是身体的"恢复"速度追赶不上训练对身体的"破环"，人体肌肉、韧带等组织的微细结构损伤不断累加，使人感到疲劳，运动强度下降，严重的话还会产生伤痛。

而且，运动强度比跑量的影响更大。因为高强度运动造成的深度疲劳，需要更长的间隔来恢复；和专业运动员相比，业余跑友本身对高强度运动的承受力较差，恢复也较慢，如果盲目、频繁地增加强度，稍有不慎就容易受伤。

所以，普通跑友不宜盲目追求跑量和强度。应根据自己的承受能力掌握跑量，一般每周50—80公里都属于适宜范围，但最多不要超过100公里/周。高强度的间歇跑，如果不是赛前训练，每10次训练中安排1—2次就可以了。超过乳酸阈（产生乳酸的转折点）的训练量，最好控制在总量的25%—30%以内（入门跑友应该更少）。而大强度训练间隔，应该以中低强度的有氧训练（最大心率的60%—75%）为主，一方面保持训练规律，另一方面也促进了恢复。

## （二）训练不系统

很多跑友训练不系统、断断续续之后，都出现了伤病。虽然跑得不是太多，但恰恰是断断续续的训练才让人受伤。因为，只有保持训练的连贯性，才能使身体对运动训练的适应能力、承受力、动作经济性都保持较高水平，从而尽可能使运动量和强度保持在人体可承受范围内。但如果训练断断续续，导致身体的承受能力降低，那么进行同样的训练就超出了自身承受范围，受伤概率就会增加。

系统训练的另外一个要点就是循序渐进，无论运动量还是强度的增加，都必须在100%适应前期训练的基础上，随着训练水平的提高而逐渐提高。就比如，运动量大、强度较低的一个冬训过后，开春时很多运动员都会"上强度"来迎接赛季。随之而来的一个明显问题就是由于运动强度增加太快，导致很多运动员肌肉拉伤。因为在低强度的冬训期，肌肉经过了大量的"慢动作"训练，适应了慢节奏的、小力量、小幅度的收缩和拉长。而突然增加训练强度时，肌肉不可能一下子达到这么高的兴奋度和紧张度，也没有能力对抗高强度的收缩与拉伸，所以极易拉伤。

## （三）身体基础太差

一些入门跑友的身体基础比较差，主要包括体重大、力量弱、柔韧性不好等，也导致这部分人群成为跑步受伤的高发人群。

所以，在开始训练的前期，有必要加强辅助训练，包括躯干核心力量训练、腿部力量训练、柔韧性拉伸（训练）等，并重点关注自己的薄弱环节，也就是说你哪一块特别弱就要注意加强哪一块。

体重特别大的跑友，不要急于增加跑量和追求配速，应通过适当的慢跑、结合其他损伤更小的运动方式（游泳、抗阻训练等），把体重减到合适范围，再逐渐增加跑量、提高配速。

# 调整好呼吸，
# 让运动感觉更舒适

"放松，深呼吸……"这话你绝对没少听，你甚至还对别人说过。这句话听上去简单易行，可真的是这样吗？有多少人根本不会放松和呼吸呢？

今天我们要讨论的就是呼吸这个看似再简单不过的动作。你会惊奇地发现：原来这个我们以为自然而然发生的动作居然有那么多人都做错了，这个小小的动作居然能对健身甚至健康带来这么大的影响。

健步对呼吸要求同样严格！用力呼，自然吸；胸背挺，腹用力。小步幅，快频率；高抬腿，轻落地。只有调整好呼吸，让运动感觉更舒适，极限体验更安全，运动效果更明显，才能提高运动质量！

## 一、你知道怎么呼吸吗

呼吸是身体最基本的功能和活动——之所以称之为"活

动"，是因为呼吸也是可以由意志控制的。每分每秒，我们都在吸入和呼出，简直不能再自然的这件事我们怎么会做错呢？我们讨论的不仅仅是让我们活着的呼吸，而是如何让我们健康地活着的呼吸。"支离破碎"的呼吸可以让你活着，却可能给你带来各种各样的精神和生理上的不健康。

先来看看呼吸与我们的神经系统有着什么样的关系——我们习以为常的呼吸直接与神经系统相连接，而神经系统又联系着心跳和消化。从这方面来看，呼吸控制着我们的一切生理活动，它影响着我们的工作、学习、思考，包括你正在思考这篇文章会不会很无聊。

因此，这个你可以自己调控的生理活动，就成了最简单的与身体交流、改善身体状态的方式——毕竟你无法逃离每分每秒都在呼吸这个事实，不是你控制呼吸，就是你被呼吸控制。

我们的神经系统主要有两种模式。第一种是"休闲模式"：这种模式下我们的身体很放松，考虑的都是晚上吃什么、明天去哪儿玩，漫无目的地刷着电视剧时，你的身体就处于这种模式。在"休闲模式"下，呼吸是完整、深沉并且有规律的，从腹部开始，一直上升到胸腔，然后再无比自然、轻松地将废气完全吐出。这种呼吸模式下，只有膈肌和肋间肌在工作，通过扩张腹腔和胸腔，创造肺部的真空状态，然后使其充满氧气；喉咙是保持放松的，它只不过是让气体流入流出的管子。

另一种是"应激模式"。当我们放松的状态被打破、身体感到紧张和危险，我们的神经系统就会马上调整到"应激模式"。这种状态下，我们神经集中、能够应对各种突发情况，比如身旁突然飞驰来汽车，或者突然想起来作业还没写完。在"应激状态"下，原来不负责呼吸的肌肉也参与了进来，而呼吸也变得急促、短浅和易于察觉；此时除了膈肌和肋间肌，颈部、肩膀、上胸和喉咙都会参与进来，因此时间长了你会感觉颈部僵硬不适。

## 二、自然的呼吸与不自然的呼吸

无论是哪种模式的呼吸，其实都是自然的呼吸，毕竟这么多年了，它们配合并交替着，让我们不至于因为吸不够氧气而死去。

平时我们都在"休闲模式"下，享受着生活，遇到紧急状态，我们就切换成"应激模式"，处理一切突发情况，看上去一切都是无比的和谐有序。但事实情况如何呢？

不好意思。当今社会，人们大多数时间都处于呼吸短浅、只保留在上胸部参与的"应激状态"，换句话说，现在的人大多不会呼吸。

如果你让他们"深呼吸"，你会惊奇地发现，他们甚至做不到。也许你也是其中一员。由于长期的错误习惯，我们的神经系统一直处于紧张的状态下，这也是你睡了一天还会觉得特别累的原因，颈椎疼、腰疼，很多时候是你用了错误的肌肉呼吸造成的！

## 三、解放你的呼吸

前面我们提到了神经系统，以及我们知道呼吸是一种自主可控的行为。所以如果你的神经系统出了问题，你就得试着跟它"聊聊"。说中文它当然是听不懂的，怎么样才能让它恢复正常的模式呢？做训练。

关于呼吸的训练，太极、瑜伽、普拉提都有涉及。但如果只是刻意模仿，吸气的时候肚子鼓起，吐气的时候肚子收紧，对于身体的放松其实收效甚微。我们不是要避免应激状态，每时每刻都用放松的状态呼吸，而是知道放松的呼吸状态是什么样子的，并可以随时调整回来。

因此，无论你采取哪种训练，都要关注呼吸，哪怕是举铁，也有呼吸的节奏。冥想是一个非常好的办法，虽然它看上去像是闭着眼睛偷懒，但它对肌肉的放松、激素的调解，不亚于你多喝几勺补剂。因为只有充分休息的肌肉才能恢复弹性，才能让你有更多的机会训练并且长得更加强壮。

当你找到适合自己的训练后，要开始关注在自己完全放松的状态下，气体怎样进入身体，有没有吸满的感觉。也许一开始觉得很费劲，肩膀会不自觉耸起，胸腔也会向上顶。没关系，再来一次，由浅到深，一点点增加呼吸的深度，减缓频率，感受紧张的部分一点点被放松，一组训练下来，你会觉得不光身体舒适，心情也会十分愉悦。

找到这种放松的呼吸模式，把它们应用到生活中，在感觉压力大得喘不过气来时，真的能"深呼吸"，然后一点点放松下来。

呼吸肌是我们最该关注的肌肉，因为它是最关键、直接关系所有生理功能的肌肉。掌握呼吸肌，从而控制呼吸，让疲劳、慢性疼痛统统消失，训练就会更加优雅和自如，生活更有活力。

## 四、推荐一些呼吸技巧

人在跑步时，人体所需氧气量随着跑步速度加快而相应增加，为了改变这种情况，需要加快呼吸频率和增加呼吸深度。但是，呼吸频率的加快是有一定限度的，一般最有效的范围是每分钟35—40次。若每分钟达到60次，平均一秒钟就要进行一次呼气和吸气，这样势必使呼吸变浅，换气量减少，影响氧气的吸入和二氧化碳的排出，使血液中二氧化碳浓度升高，氧浓度降低。

要注意呼吸节奏均匀。跑步时，有意识地把跑步节奏与呼吸节奏协调起来，一般来说，根据自己的体力状况和跑步速度的变化，可以采取二步一吸、二步一呼或三步一吸、三步一呼的方法。当呼吸节奏与跑步节奏相适应并形成习惯后，就可避免呼吸急促表浅和节奏紊乱，对加深呼吸的深度极为有利。同时还可减轻呼吸肌的疲劳感和减轻跑步中"极点"出现时所带来的不良反应。

根据跑量更换呼吸方式。刚开始跑时采用鼻子呼吸并与跑步节奏相协调，能满足体内氧气需求。随着跑步距离和强度加大，氧气需要量增加，改用"鼻吸口呼"的呼吸方式，在吸气和呼气时要做到慢、细、长，嘴微张呼气，忌大口快速呼吸或者喘粗气。跑步时呼吸急促，感觉气憋不畅，是由于呼气不充分，导致二氧化碳排出不充分，占据在肺泡之中，限制了氧气的吸入。要想加大呼气量，就用口呼气，并有意识加大呼气的量和加长呼出的时间，然后缓慢自然地吸入新鲜空气。

# 跑几步就 "喘成狗"

你也许有这样的经验，只要跑步的速度一快、坡度一陡，或比赛时一紧张，就会逐渐感到上气不接下气，好像需要背个氧气瓶才有足够的氧气可以用，紧接而来的是逐渐沉重的双腿、弯腰驼背，甚至发生恼人的侧腹痛，最后只好降低速度，想不慢都不行。

大部分人会将跑步容易喘、爬坡无力的原因归咎为心肺训练与肌力不足，这也许是原因之一，但你可曾想过这些状况和呼吸技巧也大有关联？如果你习惯用胸式呼吸，那呼气时多半是被动地让肺中的空气排出，这往往排得不够彻底，造成再次吸气时，吸入的氧气量受限，我们称这种效率较差的呼吸为 "浅层呼吸"。运动中的肌肉需要源源不绝的氧气供应才能持续作用，吸入的氧气不够，肌肉没有能量，只好降低工作效率，你也就越跑越吃力。

至于有些跑者会发生的侧腹痛问题，这除了运动超出负荷的原因之外，也与横膈膜附近的深层肌肉未经训练，造成横膈膜收缩的能力较差有关，一旦运动强度提高，就很容易抽搐，引发侧腹痛。

那什么是有效率的呼吸方式呢？即相对于"浅层呼吸"，运用腹部与横膈膜的深层"腹式呼吸"让排气成为主动。这种呼吸方式一方面能将代谢后的二氧化碳更彻底地排出，另一方面也增加吸气时的容量，让吸入的氧气深入肺泡，提升血氧交换的效率。同时，这种运用深层肌肉的呼吸方式，也能帮助你更专注于核心肌群，跑姿和动作就不容易因为强度或距离增加而走样。

如果你从未尝试过腹式呼吸，可以依下列步骤开始练习：

1.要做好腹式呼吸，首先你必须有良好的站姿，弯腰驼背会压缩胸腔与腹腔，让吸气的容量变小，受挤压的横膈膜与核心肌群也将难以触发；试着双脚张开与肩同宽，上半身挺直，想象你的脊椎逐渐拉长，从头顶往天空延伸，许多人的肩膀容易紧张，不妨跳一跳、转转肩，让双肩自然地垂挂在身体两侧。

2.先轻轻地吸一点气，将双手分别放在胸前和腹部，接着缓慢而深沉地逐渐收起肚子，一边由嘴巴吐气，你会感觉到横膈膜自然地放松上升，将腹部与胸腔的空气排出。如果你做得不错，放在腹部的一手将会随腹部内凹，而胸前的一手仅会微微压入，甚至没有任何变化。

3.尽量将气彻底吐干净，接着用鼻子缓缓吸气，吸气的同时将注意力放在腹部，让腹部随空气吸入慢慢扩张，你会感觉到横膈膜的张力逐渐增加、收缩下降，空气由腹部开始引入、逐渐填满整个腹部与胸腔。如果你已抓到腹式呼吸的技巧，放在腹部的一手会随空气引入、腹部胀起而移动，胸前的一手会微微地浮出，或纹丝不动。

4.重复步骤2—3次，体会主动排气、放松吸气的感觉，感受胸腔与腹部的动作，如果进行得不是很顺利，重新检视自己的上半身是否直立，吸气与吐气是否缓慢而深沉，将意念放在腹部，由腹部发起，用口鼻引导空气排出与吸入。

　　腹式呼吸是一种随时都可以练习的技巧。刚开始你可能不习惯这样的深层肌肉运作，但请试着全天候观想与使用这样的呼吸方式，并从较慢、较轻松的跑步开始，让腹式呼吸的节奏与跑步速度相配合，直到你能很自在地运用腹式呼吸时，再逐渐提升跑速，很快地你会发现，同样速度下的费力程度降低了，长距离跑的耐力也增强了，且跑起步来的节奏似乎没以往那么急促，更为轻松自在，这些都是腹式呼吸（看不见的力量）所带来的效益。

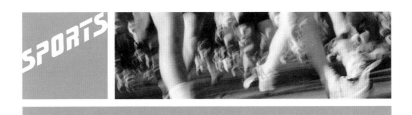

# 深蹲到位，健步如飞

每周2—3次的深蹲，你就会发现身体发生惊人变化！

深蹲可以说是最有益于全身锻炼的训练动作之一，特别是对于那些工作很忙，没有太多时间锻炼的人来说。只要你从现在开始，坚持每周2—3次的深蹲训练，你就能体会到它给你身体带来的好处。

**一、深蹲可以促进全身肌肉的发展**

深蹲这个动作不仅锻炼到臀部和腿部肌肉，还能促进身体其他各部位肌肉的增长。

作为一个复合训练动作，深蹲的练习强度不低，它能让身体释放更多的荷尔蒙，创造一个有利于肌肉生长的环境，从而提高上半身和下半身的力量。

**二、深蹲可以燃烧脂肪帮你减肥**

深蹲在增强肌肉力量的同时，也会消耗更多的热量。它消耗更多热量的方法，是建立在身体肌肉含量增加的基础上。因为当人体肌肉每增加0.9斤时，身体每天会额外消耗50—70卡路里。

### 三、深蹲有助于消化

深蹲训练有助于加快人体体液在体内的循环流动,有助于体内废弃物的清除和营养物质的供给,这将促进人体有规律的排便。

### 四、深蹲练习可以随时随地练起来

做深蹲,你可以不用去健身房,也不用购买任何健身设备,哪怕是再忙的人都可以挤出时间来做深蹲。

### 五、深蹲可以改善你的身体姿势

深蹲练习在提高身体力量的基础上,可以更好地帮你在坐、站立、行走等日常生活、工作中保持良好的体态。深蹲同样也可以加强背部肌肉,这将减轻久坐一族因坐在椅子上太久导致的背部疼痛。

### 六、深蹲可以平衡身体激素水平

深蹲训练不仅可以燃烧更多的热量,还可以促进人体激素(睾丸激素和生长激素)的分泌和DHEA(脱氢表雄甾酮)的分泌。DHEA可是好东西,它是一个了不起的荷尔蒙。主要功能有:(1)延缓衰老,保持青春活力;(2)增强体能,改善情绪和睡眠,提高记忆力;(3)改善性功能,提高性欲;(4)调节免疫系统功能,提高肌体免疫力;(5)减肥;(6)辅助治疗疾病。

以上6点告诉你,再忙也要做深蹲。

你可以选择用一些健身设备来做负重深蹲,也可以选择做徒手深蹲,这主要取决于你的自身情况。如果你是一位健身初学者,建议每次做深蹲的次数为15次,组数为2—6组,每周进行2—3次。当然,最重要的还是要一直坚持下去。

# 认识力量训练

　　传说很久很久以前希腊有一个叫麦洛的摔跤冠军,他让一头小牛犊从刚出生开始,每天进行"举重训练",而且随着小牛年龄的增长,负重量也随之增加,故事的最后,这头牛成为历史上最壮硕的战斗公牛。

　　这个故事乍听之下很荒谬,然而却包含了力量训练中最关键的两大因素:连续训练和增加负重——这两个变量在健身中非常重要,不论你是为了减脂增肌还是为了身体健康,都应正确规划这两个训练变量。那么,训练变量应该怎么安排? 在日常的训练当中,我们通常会犯哪些错误呢?

　　**一、将辅助性的训练作为训练重心**

　　以我自己为例,训练早期,我听说强壮的三头肌可以大幅提升卧推力量,于是花了很多精力在仰卧三头臂屈伸的动作上。那段时间训练的重心不在卧推本身,却妄图通过辅助性的训练动作来帮助我提升卧推成绩,直到后来肘部受伤,我才认识到自己的训练有问题。

辅助性、补充性训练，顾名思义，就是起辅助作用的训练，这些训练是为核心训练服务的。当然，不能完全否认辅助性训练的作用，随着核心训练的进步，辅助性训练也起到维持身体结构平衡、防止受伤的作用，而且适当的辅助性训练能够帮助你突破瓶颈，但要注意的是，千万不能本末倒置。就拿卧推为例，你要是一个月只练一次卧推，其他时候做再多三头肌的训练也不会让你的卧推有很大的进步。

对于力量训练来说，以大重量复合动作为主，辅助动作为辅，两者结合才是王道。对于单关节的辅助性孤立运动，注意力要放在目标肌群，而不是杠铃或哑铃的移动上，一般来说，辅助性的训练放在核心举重训练之后。

**二、多关节复合运动中，注意力放在肌肉而不是动作本身**

对于单关节的孤立训练来说，注意力放在肌肉的收缩上，这是很有必要的。但是多关节的复合运动就不一样了，尤其是高负重的情况下。如果这种情况下依然将注意力放在单个肌肉的收缩上，会导致动作很难准确地完成。

对于接近最大负重的多关节复合动作，别总想着"心肌合一"的理论，重量特别大的时候你根本没心思，也不应该花多余的精力去想这些，你的首要任务是保证动作的准确性，一遍一遍地按标准姿势训练。比如在进行硬拉或者深蹲时，除非你用轻重量热身，否则冲重量的时候不要刻意去训练对肌肉的"深层刺激"，只要你动作做到位，刺激就一定会随之而来。

**三、选择高次数范围**

短跑运动员不会进行超长距离的长跑训练，而力量训练中也追求"速战速决"，而不是"马拉松式"的训练。对于核心举重来说，力量的衡量指标为1RM。也就是说，力量的训练就是1RM

的训练。60%最大重量、高次数训练模式所获得的力量收益明显不如少做几下，但是使用90%最大重量的来的高。

## 四、热身太过死板

数分钟的跑步热身以及随后的动态拉伸是比较标准的热身方式，但是这个标准的热身方式太过寻常，没有针对性。

举个例子来说，进行大重量的深蹲训练之前，需要用小重量的深蹲动作来热身。这也很合情合理，你总不能让一个游泳运动员在高强度训练前先换上跑鞋，去跑步机上跑一会儿再进水池里训练吧？

如果你的目标是将深蹲的负重量冲到140kg，那么正确的力量训练热身方式应该为：

$20 \times 6$ 次 $\times 3$ 组

$60 \times 5$ 次 $\times 2$ 组

$85 \times 3$ 次

$100 \times 2$ 次

$115 \times 1$ 次

$130 \times 1$ 次

## 五、最重要的训练动作却不第一个做

训练动作有优先级，按照优先级排列各个动作，优先级高的自然需要先训练掉。比如说，如果你的目标是增加深蹲力量，那就以深蹲训练开始，少做各种辅助性动作，该做完的先做完了再说。

虽然其他训练动作同样重要，但是应把你的目标需求放在首位。因为一旦疲劳之后，身体的性能以及中枢神经的反应会大大降低，很难高效完成其他的训练目标。

## 六、忽略减量训练

即使是专业的运动员，在大赛前也只会进行一些放松性的训练，而不会拼命训练。事实上，很多运动都需要一段时间的低强度训练来保持训练的新鲜度，同时保证身体超量恢复。

一周减量训练（低训练量，训练动作减少或者组数降低；低训练强度：降低负重）是很有必要的，这是一种"主动恢复"的最佳方式，是身体恢复、增强的阶段。

推荐的减量训练模式为：70%总组数。也就是说，如果你以往的深蹲组数为10，就减为7，训练强度相应地减少成原来的80%。

# 健身后的九个愚蠢行为

## 一、健身后蹲坐休息

这是非常普遍的做法，运动结束后感觉累了，就蹲下或坐下，认为能省力和休息，其实，这是一个错误的做法。健身运动后若立即蹲坐下来休息，会阻碍下肢血液回流，影响血液循环，加深肌体疲劳。严重时会产生重力性休克。

正确方法：每次运动结束后应调整呼吸节奏，进行一些低热量的活动。比如慢走、做几节放松体操或简单的深呼吸，促使四肢血液回流至心脏，有利于还清"氧债"，加快恢复体能、消除疲劳。

## 二、健身后立即吃饭

运动时，特别是激烈运动时，运动神经中枢处于高度兴奋状态。在它的影响下，管理内脏器官活动的副交感神经系统则加强了对消化系统活动的抑制。同时，在运动时，全身血液也在进行重新分配，而且比较集中地供应了运动器官的需要，腹腔内各器官的供应相对减少。如果急忙吃饭，就会增加消化器官的负担，引起功能紊乱，甚至造成多种疾病。

正确方法：运动结束后休息20—30分钟再饮食。

### 三、健身后吸烟

运动后吸烟，吸入肺内的空气混入了大量的烟雾，一方面减少含氧量，不利于还清"氧债"，难以消除肌体疲劳；另一方面人体吸入带雾空气，将影响肺泡内的气体交换，导致运动后因供氧不足而出现胸闷、气喘、呼吸困难、头晕乏力等。

### 四、健身后"忽略"放松整理活动

实践表明，放松性的整理活动不仅可降低运动者的大脑皮层兴奋性及较快的心跳、呼吸频率，通过适宜的放松徒手操、步行、放松按摩、呼吸节律放松操等恢复到运动前的安静状态。而且有助于缓冲肌肉的疲劳感，减轻身体的酸胀不适，并可避免运动健身后出现头晕、乏力、恶心、呕吐、眼花等不良现象。所以，每一次健身后要充分做好放松运动，以利于身体的恢复和健身效果的提高。

### 五、健身后大量吃糖或甜食

有的人在剧烈运动后觉得吃些甜食或糖水很舒服，就以为运动后多吃甜食有好处，其实运动后吃过多甜食会大量消耗体内的维生素B1，人就会感到倦怠、食欲不振等，影响体力的恢复。

正确方法：如果一定要吃甜食，最好多吃一些含维生素B1的食品，如蔬菜、动物内脏、蛋类等。

### 六、健身后饮酒解乏

剧烈运动后人的身体机能会处于高水平的状态，此时喝酒会使酒精成分更快地被身体吸收并进入血液，对肝、胃等器官造成比平时更严重的危害。长期如此，可引发脂肪肝、肝硬化、胃炎、胃溃疡、痴呆症等疾病。运动后喝啤酒也不好,它会使血液中的尿酸增加,使关节受到很大的刺激,引发炎症。

### 七、健身后洗冷水浴

健身训练后身体出汗量增多,全身毛孔打开,毛细血管膨胀、血液循环加快,身体与外界形成了一个良好的循环系统,有利于训练后的恢复。如果健身后立即洗冷水浴,就会使身体毛孔立即闭合、毛细血管收缩,阻断身体与外界循环,虽然短时间里身体感觉清爽,却阻断了体热的散发,不利于肌肉的恢复,久之则会使人生病!

正确方法:健身后选择接近体温的水温洗澡,最佳水温为35—37摄氏度,或健身后1个小时后洗冷水浴。

### 八、健身后大量饮水

大量饮水使身体排汗量急剧增加,出汗越多盐分损失越多,越容易导致抽筋、痉挛等。同时训练后饮水过多会对心脏造成沉重负担,这点一定要避免。

正确方法:小口多次饮水。

### 九、健身后吃冷饮或冰冻饮料

健身后身体会向肌肉和体表集中供血,以缓解训练带来的身体不适,而身体消化系统则处于贫血状态。此时吃冷饮或冰冻饮料会使胃部受到强烈的刺激,容易损伤生理功能。轻者会食欲减退,重者会导致急性胃炎。

正确方法:休息片刻后补充些碳水化合物及高蛋白食品。

# 肌肉增长的六大杀手

### 一、训练过度

过多的训练会抑制肌肉的生长，小肌群需要48小时的恢复时间，大肌群需要72小时的恢复时间。只有给肌肉足够的恢复时间，才能更好地进行下一次的训练。

### 二、吸烟和喝酒

吸烟会使人体内摄入过多的一氧化碳，这将阻止肌肉对氧气的吸收和利用。氧气稀少时，肌肉对氧气的利用率降低，这将导致肌肉爆发力下降以及健身效果的减弱。

酒精摄入过量则影响荷尔蒙的分泌，荷尔蒙又是构建肌肉所不可缺少的。过量的酒精还会减少人体生长激素的分泌（最高达到70%），从而影响肌肉块的增长。

### 三、训练后能量补充不足

训练完成之后，摄入适当的碳水化合物可以将训练形成的肌肉分解供能状态，转变为增大肌肉体积的合成状态。机体需要将葡萄糖转化为肝糖以便修复和构建肌肉。

如果训练过后不摄入能量的话，肌肉将会被分解成氨，进而转化为葡萄糖来满足能量的需求。所以在训练完成之后一定要摄入碳水化合物和蛋白质。

### 四、缺少复合式训练

很多健身爱好者都喜欢用一些孤立的练习动作，例如杠铃弯举、器械举腿等，而忽视了最基础的复合训练，例如深蹲、硬拉、俯卧撑等。这些基础复合式训练能够促进多块肌肉同时运动，将力量分散到肌肉各个部位，能够更好地训练整体肌群，也能更好地促进肌肉生长。

### 五、睡眠不足

研究表明，如果你睡眠不足，在做练习时所能承受的最大重量将会大幅下降，这样肌肉就有可能由于没有得到最大强度的作用力而停止扩张和生长。

肌肉是在休息时增长的，特别是在深度睡眠时，人体全身肌肉放松，肌肉中血流量增加。刺激肌肉生长的生长激素开始分泌，肌肉组织开始生长并完成自我修复。所以一般建议，每晚要睡够7—9小时。

### 六、不喜欢喝水

研究表明，高蛋白质结构饮食会有轻微的利尿作用，当机体把蛋白质变成能量时，需要消耗大量的水。而增肌人群需要摄入大量蛋白质，所以每天补充足量水分能够促进机体对蛋白质的吸收。

因此每天应该保持8—10杯的饮水量。特别是健身的时候，饮水就等于间接提供足够的蛋白质来给身体用。

# 核心肌与核心力

就身体性能、安全性、生活质量来说，核心力量是人体最重要的力量类型，由核心肌群提供。所谓"核心"就是人体的中间部分，即肩关节以下、髋关节以上包括骨盆在内的区域，是由腰、骨盆、髋关节形成的一个整体，包含29块肌肉。核心肌肉群担负着稳定重心、传导力量等任务，是整体发力的主要环节，对上下肢的活动、发力起着重要作用。强有力的核心肌肉群，对运动中的身体姿势、运动技能和专项技术动作起着稳定和支持作用。所以，凡是姿态优美挺拔、身体控制力和平衡力强的人，其核心肌肉群肯定受过很好的训练。

"力量"是每个健身爱好者耳熟能详的词，不知有多少人为了增强力量而吃尽苦头。但你知道究竟什么是力量吗？你知道力量有很多种类型吗？对于刚接触健身的FitTimers来说，力量无外乎某个训练动作所能做的最大重量。然而对于健身老手来说，"卧推多大重量"和"引体能完成多少次数"是两种截然不同的力量标准。

严格地讲，力量可以分为三种类型：

**类型一：核心力量**

"核心力量"，听起来有点俗套，但它确实是极为关键的力量。就身体性能、安全性、生活质量来说，核心力量是人体最重要的力量类型。

首先，核心是上下半身的连接部分，除了个别孤立动作，大多数的复合动作训练以及体育运动项目都需要核心的参与，协助上下肢完成各自的运动任务。

其次，核心能够起到预防伤病的关键作用。如果核心力量过弱，大负重下身体很容易走形，如脊柱拉伸或背部倾斜（尤其下背部）。不幸的是，健身房里经常会出现这种极为危险的动作，膝、髋和下背部的那"阴魂不散"的疼痛很大程度上是这种动作引起的——学会更好地通过核心控制姿势和动作是健身过程中最重要的事情之一。

最后，核心的强化能够提升整个人的身体素质。

那么问题来了，什么样的核心称得上"强壮"？

最重要的一点：平衡（这一要求高于其他任何肌群）。一个强壮的核心必须有下面四种抗脊柱过度弯曲伸展的能力：抗伸展—背弯、抗弯曲—前屈、抗侧曲—侧弯、抗旋转—扭转。

光做卷腹是无法多角度、深层刺激核心力量的，你需要通过特定的抗阻动作来训练核心力量，下面就举几个对应的训练动作：

抗伸展：负重俯卧撑。

抗弯曲：前蹲及其变式，硬拉及其变式。

抗侧曲：单侧负重农夫走，提箱硬拉。

抗旋转：单臂哑铃卧推，哑铃划船类型。

类型二： 最大力量

最大力量是做一次训练动作所能承受的最大重量（1RM）。

不过对于非专业的普通爱好者来说，1RM测试的风险系数较大，建议用5次最大（即5RM）来估测自己的最大力量。对于个人来说，最大力量的重要性不亚于核心力量，它更多地反映出中枢神经系统的能力，而不仅仅是肌肉本身。高负重训练时，身体必须更加有效地发力，高效地调动肌肉力量。

值得一提的是，很多人误以为最大力量的提升会造成速度和爆发力的下降，事实并非如此，做出针对性训练之后反而能在力量提升的同时提高爆发力。

动作的选择是最大力量训练的关键，二头弯举或三头臂屈伸之类的动作对于最大力量的提升作用是微乎其微的。多肌群、复合动作才是力量训练的王道，主要的最大力量训练包括：

深蹲变式（前蹲、背蹲）；

硬拉变式（相扑硬拉、常规硬拉、六角杠铃硬拉等）；

卧推、负重引体向上。

类型三： 爆发力

随着年龄增长，我们最先"丧失"的身体性能就是爆发力，简单说就是快速移动和发力的能力。这也是很多运动员职业生涯短暂的最重要的原因之一。

尽管我们不是专业运动员，但是"更高、更快、更强"仍是每一个爱运动、有梦想的人所追求的。

爆发力可分为两类：力量型爆发力和速度型爆发力。

力量型爆发力的动作包括举重、抓举或挺举变式等。这些动作不像硬拉或者深蹲，它们对动作速度有极高的要求，属于爆发型动作。力量型爆发力的训练并不需要学会上述全部动作，简单的悬垂翻举动作完全可以起到力量型爆发力训练的目的。

另一类就是速度型爆发力训练，药球上抛与跳跃动作是非常好的速度爆发力训练动作。药球上抛既可以是全身训练动作，也可以是上半身训练动作，这取决于你是下肢固定进行训练还是全身一起参与发力；而跳跃动作是另一个基础却又极具效果的速度训练动作，训练过程中要注意循序渐进，开始时可以进行一些基础性的训练如低位跳箱等。

腹肌训练也是核心肌训练的主要内容，但是有很多认识的误区需要澄清。

练就6块腹肌需要付出足够的毅力、时间和耐心。有两件事是必须要做到的：健体和减肥。您需要通过持之以恒的节食和锻炼来达成目标。如果体内积聚了过多的脂肪，即使拥有完美的腹肌，也很难把它们展示出来。

理解腹肌的作用才能更好地练就完美的腹肌。腹肌的主要职责是和背部肌肉一起让我们站得挺直而平稳，而并不是让我们在健身球上进行屈伸。因此，最有效的腹肌锻炼方法，是那些可以帮助我们强化身体核心并给我们的脊柱以支持的运动，其中就包括深蹲和硬拉这样的训练。

## 超级组、三合组在日常训练中应该如何搭配？

无论是超级组还是三合组还是其他训练方法，目的只有一个：换一种刺激的方式。而这些训练方法的前提有两个：一是已经对某个动作熟悉到即使使用4RM，动作也不会变形；二是无论怎么更换训练重量都难以收获新的刺激感。基于上述目的和前提，我们可以肯定的是，新手在开始训练的三年内都不需要追求动作的"形式"，而需要将每一个动作无限重复，以做到极致。如果对一成不变的动作产生了厌烦，那么我们建议在四个周期内安排一次采用超级组或者三合组的训练，并且同一个部位不要连续使用两次。

这确实是个高级课程，需要有一定的运动训练基础。只要动作正确，注意频度、幅度、姿态及重量，循序渐进，一般不会伤到膝盖。

# 平板支撑

平板支撑（Plank）这个动作相信大家都不会陌生，它是一种类似于俯卧撑的自重训练。在锻炼时呈俯卧姿势，可以有效地锻炼到核心肌群，是公认的锻炼核心肌群的好方法。

## 一、为什么要每天做平板支撑呢

因为用它来锻炼是高效的。首先在时间上，你只需要投入很少的时间就可以练习这个动作；其次做这个动作不占用场地，几乎随处都可以做；最后，做这个动作可以在较短的时间内让你看到实实在在的效果。

### （一）增强核心肌群，提高运动能力

平板支撑主要锻炼核心肌群，包括腹横肌、腹斜肌、腹直肌，还有臀部肌肉。通过做平板支撑，你可以加强这些肌肉。当这些肌肉得到加强后，你会发现你的运动能力提高了。增强腹横肌，可以让你举起更重的重量；增强腹斜肌，可以使你的稳定侧

弯和腰扭能力提高；增强腹直肌，可以让你跳得更高；增强臀部肌肉，可以让你背部更强，以及让身材更匀称。

**（二）减少背部和脊柱受伤的风险**

做平板支撑可以增强和巩固你的肌肉，可以减少脊柱和背部的压力。根据美国运动协会的研究，平板支撑不仅可以减少背部的疼痛，还可以给你的背部强有力的支持，特别是上背部区域。

**（三）提高身体基础代谢率**

平板支撑练习相比其他腰腹部练习（比如仰卧卷腹、仰卧起坐等），可以消耗更多的热量，如果你能够有规律地锻炼，哪怕你是在电脑旁或是在睡觉的时候，也会消耗热量。

**（四）改善你的身体姿势**

平板支撑练习会增强你的核心肌群，它可以大大地改善你的站姿并提高稳定姿势的能力。所以，当你进行了一段时间的平板支撑练习后，你可以始终保持正确的坐姿。因为核心肌群对颈部、肩部、胸部和背部的整体状况产生了深远的影响。

**（五）提高你的平衡能力**

这里可以举一个例子，在你没有练平板支撑之前，你闭上眼睛单脚站立，可能只能维持短短的几秒钟；当你进行一段时间的平板支撑练习后，你再做这个动作就能坚持较长时间。所以，它能够提高你的平衡能力。

**（六）你会变得更加灵活**

平板支撑主要锻炼核心肌群，但是当你有规律地坚持做这个动作，你会变得更加灵活。因为它会将这种优势延伸到身体其他部位，比如腿部、臀部、肩部、背部等，要知道我们的身体是一个整体。

### （七）调整你的精神状态

经常做平板支撑对神经有一种特定的放松效果。特别是当你一天都坐在电脑旁，腿部肌肉紧绷、肩膀得不到放松时，这些都会传导给你的神经，让你感到烦躁、焦虑、压抑等，而平板支撑可以缓解你的焦虑和抑郁。

## 二、平板支撑要领

做平板支撑时一定要注意一点——肘关节和肩关节、肩关节和身体都要保持直角。在地板上摆成俯卧姿势，用你的脚趾和你的前臂支撑你的体重。手臂成弯曲状，并放置在肩膀下。任何时候都保持身体挺直，并尽可能最长时间地保持这个姿势。

保持腹肌的持续收缩发力，保持臀部不高于肩部，两脚与肩同宽。在坚持75秒以上的时候适当抬高一下臀部，因为随着时间的推移，我们的臀部会下沉，所以需要保持臀部和腰板、腿保持直线。颈部保持前倾，让颈部肌肉也得到锻炼。

当你开始每天拿出一点时间做平板支撑的练习后，可能会意外地发现：我们所羡慕的、追求的巧克力腹肌、马甲线、人鱼线都会被练到，说不定哪天突然就能看到自己的腹肌了哦！

平板支撑最好的训练方式为每次训练4组，每组保持30秒，组与组之间间歇不超过20秒。每天坚持5分钟平板支撑，健身效果胜过跑步1000米。

平板支撑是最简单、最高效、随时随地都可以进行的运动，无论在阳光明媚的早晨，还是在忙碌工作的间歇，都可以练起来噢！

So easy！再也不用担心变胖了！

有人说，"平板支撑能坚持2分钟的就是英雄"，而年过60的前美国驻华大使——骆家辉可以坚持51分钟，完胜潘石屹，甚至是运动健将林丹。潘石屹在微博上这样形容："骆家辉今年64岁，我做1分钟平板支撑时，他就能做51分钟，他有超人的毅力。现在我也能做到10分钟了，腹肌开始显现了。"目前网络上的最高纪录是1小时20分钟，而世界吉尼斯纪录则高达3小时。你能坚持几分钟？

平板支撑，锻炼核心肌群，让你瘦得更健康，远离下背疼痛。

平板支撑，塑造你腰部、腹部和臀部的优美线条，让你的腰背部更迷人。

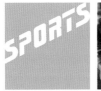
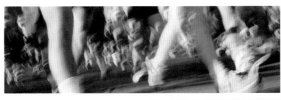

## 腹肌训练的七个误区

**一、增加运动量就可以降低饮食控制**

如果你整天吃垃圾食品，就算训练再刻苦，强度再高，你的身材也会越练越差。"腹肌是在厨房里练出来的。"这句话并非没有道理，只有科学的饮食才能打造出漂亮的腹肌。否则，即使你的饮食再"干净"、再没有一点油盐、钠元素的摄入量控制得再低，若不注意食物的摄入量、不控制总热量的摄入，还是无济于事。想要减脂，想要腹肌，那就得把热量的摄入控制到小于热量的输出，这是腹肌显现的关键。

**二、碳水化合物是腹肌的死对头**

首先你需要明白，碳水化合物是身体供能的重要来源，摄入充分的碳水化合物才能保证训练的强度。并不是所有碳水化合物都得杜绝，你需要控制摄入的只是那些能够被身体快速吸收的碳水化合物，俗称"快碳"。这种碳水化合物有很多，比如精细白面包、运动饮料、马铃薯等，它们能够刺激胰岛素的分泌，从而影响减脂的速度。摄入这些碳水化合物的时机同样很重要，通常训练结束后体内糖原匮乏，摄入这些快碳恰好能够快速补充体内因剧烈运动而消耗掉的糖原，加速身体的恢复。其他时候则推荐摄入更多的蔬菜、杂粮、豆制品。有人会好奇，那水果呢？大部分水果虽然同样富含纤维和微量元素，但是果糖仍然属于单糖，同样适合剧烈运动后食用。

### 三、卷腹是获得腹肌的唯一途径

卷腹和仰卧起坐是最受欢迎并且"知名度"最高的两个腹肌训练动作，但它们并非最有效的动作。

如果你不想躺着做单调的仰卧起坐，你完全可以做双杠抬腿、悬挂举腿、跪姿绳索卷腹、俄式转体等。不要局限于卷腹和仰卧起坐这两个动作，同时更不要每次训练都使用相同的重量，试着调整负重以及组数和次数，从而获得更加强烈的刺激。

### 四、补剂能让腹肌更快出现

含咖啡因或者绿茶成分的减脂补剂或许有一定的燃脂作用，但千万别指望着光吃这些补剂就能在一夜之间获得模特般的腹肌和身材。与其把希望放在不靠谱的补剂上，不如多花些时间，脚踏实地，到健身房老老实实练力量、做有氧，相信用不了多久你就会看到腹肌。

### 五、训练腹肌动作越慢越好

西班牙的一项研究发现，快速完成腹肌训练动作能够更深层地刺激腹直肌、腹外斜肌以及竖脊肌。不过这项研究有其局限性，在保证动作正确的前提下调整动作的速度才是正确的做法。快速或者慢速你都可以尝试一下，最重要的是找到适合自己的训练方式。

### 六、腹肌每天都能练

严格来说你可以每天都练，但这意味着你需要承担过度训练的风险。腹肌和其他肌肉没有任何不同,训练会对其造成撕裂,休息则能使其恢复和生长,你能够每天都练胸、背、腿吗?哪怕是小肌群(比如手臂),也很少有人能够每天都练。

**七、只要功夫深,做卷腹就能减肉**

有些人就是不信邪,不管强调多少遍"局部减脂是不可能的",他们还是坚信只要卷腹做得够多,就一定能减掉肚子上的肉。腹肌的显现是由于体脂率的降低,体脂率的降低源于全身脂肪的减少,而卷腹这个动作本身消耗不了多少热量。与其做大量卷腹,不如拿这些时间去做其他力量训练,并且时不时来一次有氧,再在饮食上把好关,这样才能更快看到腹肌。

# 女神们越运动越美丽
# （力量篇）

　　"女士们总以为重量训练会使她们的身材变得粗壮结实。"
　　这里告诉你：这是不可能的。
　　重量训练是女士们获取紧致和有线条身材的有效方法。

## 一、睾酮的故事

　　睾酮是负责重量训练时增加肌肉的激素，而女性的睾酮激素水平只是男性睾酮激素水平的一小部分。普通男性的正常睾酮激素水平是200—1200毫微克/升，而正常情况下女士是15—70毫微克/升。正如你所见，男子的睾酮激素水平显著高于女性。即使一个处在低端睾酮激素范围的男士（200毫微克/升），他仍然两倍高于处在高端睾酮素范围的女士（70毫微克/升）。如果对比处在中端睾酮激素水平的男性和女性，我们会发现男性的睾酮激素水平平均比女士高出16.47倍（男性按700毫微克/升÷女性按42.5毫微克/升≈16.47）！很显然，女士没有像男士那样高的激素水平来支持身体增加肌肉。因此，女士们对于变得像阿诺德·施瓦辛格一般粗壮结实的恐惧是不必要的。

这时你可能会说："我已经看到一些健美的女士肌肉非常发达，结构类似于男人。"她们能达成那样的身材最有可能的原因是使用了外源性睾酮注射液或其他合成代谢类固醇。当女士使用外源性睾酮或类固醇时，她们可能会出现面部和胸部毛发生长、肌肉的增长、类似男士体内脂肪的存储模式、雄厚的声音或其他效果。

说这句话的要点是，除非你使用了外源性睾酮或其他合成代谢类固醇，不然你不会因为重量训练变得粗壮结实，也不会得到像男士一样的肌肉。

相反，你会变得紧致并有线条感。

有研究表明，男士和女士并不需要不同的训练。如果你是一位女士，想增加肌肉，并改善你的体型和曲线，那么你得加入有挑战性的重量训练。这意味着，不是用超轻的重量，而是用有挑战性的重量。执行超高次数组（每组15—20次），确实有一些好处，但它不是最佳增加肌肉的次数范围。

下面是一个基本的次数范围的概述：

1—5次数=力量

6—12次数=肌肉增大

12+次数=耐力

这是很基本的次数范围概述，有很多次数范围之间的交叉适应。例如，许多人能仅在1—5次数和12+次数范围中增长肌肉。但它给你一个建议，你选重量时要选可以完成至少6次数，但不超过12次数的重量。

## 二、增加性感曲线的运动

你最常看见女士在健身房里做什么运动？有氧！如果她们举重量，她们只会挑5磅的小哑铃，做无尽的次数。但正如上文所述，女性也需要像男人一样举具有挑战性的重量来增加肌肉。另外，虽然器械能提供一些刺激来增加肌肉，但仍然没有什么器械可以胜过自由重量或复合动作带来的效果。

以下几个复合动作是适合女士加入到力量训练里的：

**1.硬拉**

硬拉是一个全身性的锻炼动作，这意味着它几乎调动并刺激了身体的每一块肌肉。硬拉可锻炼腿部、背部、斜方肌、腹肌以及腹外斜肌等，全面发展身体肌肉。

**2.深蹲**

深蹲也许是最有效的运动，可以训练到整个腿部。自由重量的杠铃深蹲是一个集中锻炼到整个大腿、四头肌、小腿三头肌和臀肌的复合运动。

**3.箭步蹲**

箭步蹲针对臀部和腿部股四头肌的作用是巨大的。箭步蹲将帮助你收紧腿和臀部肌肉，给你想要的曲线。

**4.引体向上**

引体向上是上拉背部、肱二头肌和前臂的肌肉工作。大多数体育场馆有辅助拉机，因此，如果你不能做自身重量的引体向上，这台机器可以帮助你。

**5.双杠**

双杠可以调动胸部、肩膀和三头肌。双杠是一个"伟大"的运动，可以调动整个上半身，尤其是肩部和肱三头肌。

## 三、力量训练后要怎么做有氧才能减脂

要减脂塑形，选择力量训练后进行30—45分钟的有氧训练是无比明智的决定。当然，要保证前面的力量训练不是一直处于有氧状态。若是拿着1kg的哑铃一直做孤立性极强的动作，或杠铃侧平举、弯举，各处晃一晃再做一做坐姿髋外展，怕是没什么用了。

## 四、想要瘦小腿到底该不该运动

有人提问："减脂其他地方围度都瘦了4cm，但是小腿毫无变化。有的干货帖说要减少小腿运动与负重，有的却说要锻炼。请问哪个是对的？"哪个都不对。

因为我相信"别人"所说的"锻炼"，应该仅限于肌肉分化训练（那些让肌肉变粗的训练）。从大量案例来看，小腿粗的肌肉一定多，尤其是那种横向宽度大的小腿。所以让小腿变细，几乎不用去考虑做什么才能让小腿脂肪变少，普通的减脂饮食几乎是最大效果了。这时要把关注点放在小腿的肌肉上。

首先要理解一个概念：姿势肌肉——帮助你完成日常生活姿势所需的最小肌肉量。肌肉不会无缘无故长得太大，只有当我们规律性地提升对它的使用率时，它才会产生适应性的增大。也许增大1cm，也许增大10cm，这取决于你的动作强度需求量。同理，要想减小肌肉围度，你就要降低动作强度需求量。这意味着你要将行走中足部、小腿的动作视为"无效率的运动模式"，重新设定全身张力环境；一旦肌梭被重新设定并适应了低张力环境，就可以采用反复的新步姿动作来进行促进性训练。中枢神

经系统一旦接受了新的讯息，新的姿势或者动作就能被维持下去，使得小腿肌肉适应性减小。

愿你们都能成为走在街上回头率爆表的女神。

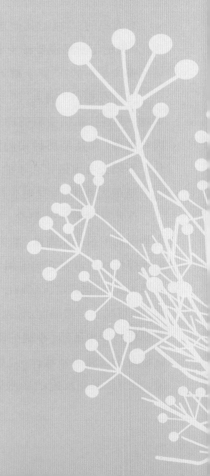

# 女神们越运动越美丽
# （饮食篇）

　　男士和女士并不需要不同的训练来达到效果，那饮食方面女士应该不同于男士吗？其实不然。

　　男士和女士的新陈代谢是非常相似的，只是女士在燃烧热量时，使用脂肪的比例多过碳水化合物。女士最主要需要调整的是总热量的摄入量。女士需要的热量比男士少，因为男士有较多的肌肉和更少的脂肪（相对总体重）。蛋白质、碳水化合物和脂肪的摄入量取决于一个人摄入的卡路里量。

　　如果女士并不需要不同于男士的训练和饮食，那为什么我们总是看到有女士在健身房只进行有氧运动和选用重量最轻的哑铃进行训练呢？

　　这有可能是因为她们没有被告知甚至被媒体误导了训练方法。

　　关于饮食呢？最常推荐给女士的早餐餐点是酸奶和香蕉。虽然吃酸奶和香蕉没有错，但如果你是一位试图获得肌肉的女士，那你就需要吃足够的蛋白质和有益的脂肪（必需脂肪酸）。

那蛋白质和必需脂肪酸在哪里呢？

下面提供一些基本的饮食方式和训练信息来作为指导。

# 一、女士饮食的基本准则

## （一）热量控制

热量控制中最重要的是卡路里摄入与卡路里输出，总热量将决定你体重的增加或减少。过多的热量，会导致身体堆积脂肪。但是，如果你没有摄入足够的热量，你就无法获得肌肉的生长。设定目标热量的摄入量和明确卡路里量是减脂或增肌至关重要的一步。

## （二）热量的分配比例

虽然总热量的摄入是饮食最重要的因素，但决定你增加或减少的体重是肌肉还是脂肪的，是蛋白质、碳水化合物和脂肪的比例。

含有80%的碳水化合物、10%的蛋白质、10%的脂肪的热量分配比例的饮食，会和含有40%的碳水化合物、40%的蛋白质、20%脂肪的热量分配比例的饮食产生不同的结果。

## （三）保持水分

每天应该喝大量的水。建议尝试每天至少8杯水（或64盎司）。保持充足的水分能让你既有饱腹感，又不额外增加热量。有时，人们会误把口渴当成饥饿。正因为如此，保持充足水分，还可以防止暴饮暴食。

## （四）食物选择

建议选择新鲜健康的食品。包装或加工的食品添加了防腐剂和其他添加剂，特别是钠和饱和脂肪，而且往往还有大量的糖。你会发现从自己家里带的饭菜会帮助你减脂。少购买快餐或包装食品，还能节省很多钱。

### (五)胰岛素控制

胰岛素是身体"存储"激素。当它分泌的时候，脂肪燃烧功能将明显减弱。选择低胰岛素的碳水化合物，可以控制胰岛素的分泌，减少脂肪的增加，甚至帮助减少脂肪。稳定的血糖水平能提供身体稳定的能量。根据胰岛素控制的饮食计划能帮助肌肉生长和减少脂肪。

### (六)充足的蛋白质

为了肌肉生长，摄取足够的蛋白质，以维持创造心肌蛋白是必需的。一开始你可能无法适应补充适量蛋白质的饮食建议，但你一旦执行后，就会发现身体感到充实和满足。

### (七)必需脂肪酸

必需脂肪酸对维持你身体的正常运作是至关重要的。因为20世纪80—90年代盛行低脂饮食，必需脂肪酸得到了一个坏名声。但事实是，必需脂肪酸是人体所需要的，是健康饮食的一部分。吃脂肪并不等同于发胖。事实上，大多数的必需脂肪酸有助于燃烧脂肪和保持精干的身体。不要害怕吃有益的脂肪，脂肪酸不是敌人。

正如前文所说，男士和女士之间的代谢差异是女士在燃烧热量时，使用脂肪的比例多过碳水化合物。基于这个原因，我们建议女士摄入低碳水化合物（但不是零碳水化合物）饮食来减脂及获得紧致的肌肉。

## 二、饮食营养与水肿体质

以为水肿就是因为水喝多了的,简直就是"图样图森破"(Too young too simple)。水肿的真正原因是组织间隙内的体液增多,且高于平均值,也就是体液平衡失调,表现为全身性水肿和局部性水肿。

如果一个身体健康、没有肾脏疾病、血浆总蛋白与白蛋白值也都正常的人依旧是每天肿到不行,那极有可能是因为摄入的盐分过多。食用盐的主要成分是氯化钠(NaCl),同时含有少量水分、杂质及铁、磷、碘等元素。钠离子超标,身体的储水能力会大大增强,体液水平比平时高,看上去就肿了。世界卫生组织建议成人每日摄入的盐量应不超过6克,而我国人均食盐摄入量已达12克/天。有人说我口味不重啊,我们家做饭也不咸,怎么可能是盐超标?那零食你爱吃吗?可以看一下包装袋上的营养成分表,关注一下钠含量,你也许就再也不想吃它们了。

除了减少钠的摄入,你还可以选择适当喝一些咖啡和茶,排除体内多余水分;也可以选择多吃一些钾含量较高的食物,比如香蕉、海带、紫菜、山药、菠菜,以平衡身体的钠离子。按我说的做一段时间,加上适当运动、早睡早起,看上去说不定会瘦一些呢。

## 三、空腹晨练与营养

如果你在空腹的状态下晨练,那么出现头晕等体力不支的情况是非常正常的。空腹的状态下,体内的血糖水平较低,而皮质醇水平较高,身体会觉得疲惫不堪、毫无激情,甚至头晕脑胀。在这样的身体状况下进行强度略高的有氧训练不仅会掉肌肉，长时间的错误坚持还可能会导致代谢性疾病。非空腹状态下晨练，则应请确保是在进食后的50分钟后再开始，但现在生活节奏那么快，谁还能等得了食物消化了再练啊？一般没等到食物消化，就已经开始下一顿了。所以，由于工作时间关系只能早上锻炼的朋友，可以尝试在起床15分钟后适当喝一点含糖的运动饮料，或是吃一根香蕉后，再开始早晨的有氧训练。

　　非常不适合进行空腹有氧训练的人群是有代谢性疾病的朋友们，以及要增肌的肌友们；极其不适合在空腹状态下做的运动是高强度间歇运动（包括有氧和无氧）；较为推荐的空腹训练为低、低中强度的稳态有氧运动。

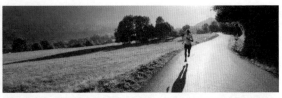

# 超级模特的好身材是怎么炼成的

今日少吃一块肉，明日维密我走秀。

明天少喝一口汤，后天维密我开场。

这是前阵子网络上非常火的段子。

说到超模（超级模特），大家是不是会先想到疯狂节食的"病态美"——江湖传言，她们是不吃饭的。或是天资和基因异于常人——反正她们的好身材，和凡人好像不太相关。

这几年呢，越来越多的模特儿都拒绝当纸片人。取而代之的，是追求健康、美丽的体态和曲线。

由于工作的特殊性，超模其实是需要消耗大量的能量的。她们的身材，一定不是盲目节食饿出来的。

首先，以大家可能比较熟悉的"大表姐"刘雯为例。

亚洲第一个登上维密秀舞台的超模，已经连续多年入选，每次都引起观众们疯狂"舔屏"——谁都别挡着我！我要看腿！看腿！！腿！！！

基因是学不来了，那还能跟超模学点什么，才能既有理想的身材,又有健康呢?

要知道,无论台上台下,那个阳光美丽的她,展现的都是自己健康向上的生活态度,该克制、节制的时候,就会严格自律。

看她每日丰富的减肥食谱。

早餐 08:00:燕麦坚果豆奶1份、面包1个、煎蛋1只;

午餐 12:00:清炒油菜1份、宫保鸡丁或青椒牛柳或红烧鱼1份、米饭1份;

晚餐 16:00:新鲜蔬菜1份、靓汤1份、清蒸鱼1份、米饭半份。

规律又均衡地安排一日三餐,尽可能早地吃饭,确实有利于控制体重、维持身材。

在一次采访中她坦言:

如果超过晚上 8 点,就一定不能进食;忍不住的时候,就想想明早会瘦。

这里划下重点啊!

当然,"大表姐"刘雯能舒适健康地"管住嘴",也没忘了"迈开腿"。

刘雯坦言,自己最喜爱的运动,是瑜伽和游泳。

每天再忙、再苦、再累,也不忘利用零碎时间运动,坚持下来就是胜利!

所以呀,基因再好,超模身材也不是一蹴而就的,需要长久的积累。再来看看另外几位超模。

Miranda Kerr 米兰达·可儿

以"甜姐"著称的 Miranda Kerr,35 岁,有了孩子后,整个人更加光彩焕发。

她表示,自己保持身材的秘诀,是瑜伽。

"十多年来,我都在练瑜伽,这很重要,不管我去哪里,做什么，瑜伽都会让我有全神贯注的机会——只要我专注我的呼吸，我的身体。瑜伽让我思考什么是生命中最重要的，这帮助我找到内心的力量。"

Heidi Klum 海蒂·克鲁姆

现年45岁，拥有4个孩子的辣妈，依然保持着少女般的姣好身材和面容。

她保持身材的秘诀，是跑步和睡眠。

"虽然运动可以帮助塑造体型，但充足的睡眠，才是使我看起来年轻的秘诀。每天晚上我都要在8点半前睡觉。"

Cindy Crawford 辛迪·克劳馥

已年过50的熟龄超模，直到如今都拥有令人羡慕的好身材，毫无赘肉，身线坚实。

你也许以为她是靠每天疯狂的运动，保持住现有好身材的。但 Cindy Crawford透露，她其实也讨厌复杂的饮食和健身计划。（超模也是凡人。）

"有个秘诀：我每周有3天不吃白色食物，如面粉、米饭、糖。"

意思是说，精细加工的主食、零食、甜食，尽可能少吃和不吃；要多选择颜色丰富、有自然形态的食物。

Elle Macpherson 埃里·麦克弗森

与"懒人减肥法"不同的是，50多岁的Elle Macpherson 会花大量的时间在健身运动上，以帮助塑造身体线条。

她每天至少做1个小时的体育运动。无论是骑车、慢跑、游泳，还是瑜伽，她认为运动能激发她的工作热情。

最后再强调一点，不是要大家都以超模为美、以瘦为美，而是要学习她们积极的生活态度。

30多岁、40多岁、50多岁，又怎样呢？

趁现在开始，运动、规律饮食，而不要盲目节食，你也可以拥
有好身材。

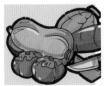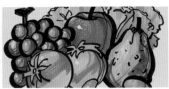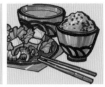

# 女性生理周期运动与饮食指南

女性的身体比男性复杂得多，她们的生理周期分为4个阶段，被5种荷尔蒙控制：雌性激素、黄体酮、促卵泡激素、促黄体激素和睾丸酮激素。

在整个生理周期内，这5种荷尔蒙的含量要发生4次变化，将生理周期分为4种截然不同的阶段：卵泡期、排卵期、黄体期和月经期。女性的生命就是这4个阶段的循环。每个阶段，女性的心情和身体状态都会发生变化，所以，每个阶段的运动、饮食和生活方式也需要进行相应的调整！

**第一阶段：卵泡期**

持续时间：7—10天

荷尔蒙变化：下丘脑给脑垂体发出信号，脑垂体接到信号后，释放促卵泡激素，告诉卵巢准备释放卵子！卵泡开始膨胀，同时雌性激素含量增加，使子宫内壁加厚，为排卵做准备。这个阶段，5大荷尔蒙的含量都开始从最低水平逐渐上升。雌性激素的增长会让心情更好，睾丸酮激素的增长会使性欲增强。

生理变化：在这个阶段，女性体内的能量将持续增强，但偶尔可能会感到焦躁。阴道分泌物会出现以下变化：很少→没有→开始增加（黄色或白色，有点黏）。

生活变化：创造力和一些新的变化在这个阶段开始被激发！这个阶段非常适合进行有挑战性的工作。你的大脑在这个阶段会非常活跃！你的能量将在这个阶段达到一次峰值！感觉到体力十足！你的性格在这一阶段变得外向、乐观、充满活力！所以这个阶段非常适合进行人际交往。旅游、外出等娱乐活动都适合在这个阶段进行！

食物选择：新鲜的、易消化的食物（蔬菜、瘦肉、鱼类、豆类、谷物等）会让你更加有活力。这个时候，5大荷尔蒙的含量都开始从最低水平逐渐上升（包括雌性激素），所以不要使用额外的促雌性激素药物，多选择低糖食物，少吃甜食。不要吃太刺激的食物。

运动选择：可以尝试一些新的、有挑战的运动方式，平时看似比较困难的运动，在这一阶段都会感觉比较容易。因为身体能量在这一阶段正在逐渐增强。

第二阶段：排卵期

持续时间：3—4天

荷尔蒙变化：促卵泡激素含量大幅增长，接着促黄体激素含量也开始升高，这会让一个卵泡变得越来越大，然后轰的一声爆炸，排卵开始：一个卵子就进入了输卵管，然后这个卵子再经过输卵管进入到子宫。这个阶段，雌性激素的含量持续增加，子宫内壁进一步加厚，促进子宫内的免疫细胞生长。这时睾丸酮激素含量也迅猛增长，但是当排卵后，它的含量就开始下降。

生理变化：阴道分泌物开始增加（干净、湿滑、有弹性），排卵期后，阴道分泌物就逐渐变少变干。随着卵子的释放，你可能会感觉到骨盆疼痛，你还会感觉到体内能量的大幅提升，但也可能会感觉到疲惫，并伴随头疼或对甜食的渴望。

生活变化：这时是最重要的社交期。由于在该阶段，你的社交能力是最强的，所以如果有重要的社交活动，尽量在这个阶段完成。该阶段是生育高峰阶段，所以在这段时间内，你会对自己的外表异常在意，你会花额外的精力去追求异性。

食物选择：由于该阶段雌性和雄性激素含量非常高，所以你充满能量，心情也非常稳定。为了保持内分泌健康（排出多余的雌性激素），你应该食用大量蔬菜和富含谷胱甘肽（促进排毒）的水果，这些食物具有抗氧化功能，会促进血液循环，帮助你制造出一个最健康的卵子。由于该阶段雌性激素含量很高，所以你可能会出现粉刺、水肿等症状，这些食物可以改善这一问题。同时要少食多餐，不要吃太刺激的食物。

运动选择：该阶段你的能量达到最大水平，所以可以选择强度最大的运动，超越你的身体极限！

**第三阶段：黄体期**

持续时间：10—14天

荷尔蒙变化：黄体（排卵后，由卵泡形成的）在卵巢表面生长，促使黄体酮的分泌。黄体酮含量上升就给身体传递信号，保持子宫内壁的完整性。黄体酮含量上升也会给脑垂体传递信号，告诉脑垂体停止释放促卵泡激素和促黄体激素，这样才能阻止身体继续排卵，保证一次只有一个卵子进入子宫。这一阶段，雌性激素含量继续上升，如果到该阶段末，卵子还未受精，黄体就会被身体吸收。黄体酮会停止分泌，导致你"大姨妈"来临。这一阶段，睾丸酮含量会上升至阶段末。

生理变化：体能开始下降，一些人会出现经期前的症状，如浮肿、易怒、头痛、情绪波动和对食物的渴望。

生活变化：在这一阶段，雌性激素与黄体酮的含量会形成特定比例，你会发现这一时期你更加恋家，会注意到周围一些你之前忽略的事情，所以黄体期非常适合做家务，比如整理卧室、去超市进行日用品采购等。你还有可能更关心自己身体的保养，比如做一个奢华的ＳＰＡ等。在这一阶段，减少你的应酬，省去不必要的疲劳。

食物选择：选择富含维生素Ｂ、钙、镁和膳食纤维的食物，它们可以提高你在黄体期时的健康水平。黄体酮的生成需要消耗大量的维生素Ｂ，所以你应该补充富含维生素Ｂ的食物。钙和镁可以减轻体内的水分驻留症状。膳食纤维可以改善肝脏和大肠的排毒功能，更有效地排出多余的雌性激素。摄入足量慢速吸收的碳水化合物，保证大脑中血清素和多巴胺含量的稳定，这可以防止你的心情过分波动。在该阶段注意摄入不饱和脂肪，比如坚果、花生酱等，可以帮助你抗击经前综合征。

运动选择：在黄体期前半段，你的体能可能还处于较高水平，所以可以继续进行一些高强度训练。在黄体期后半段，则应降低训练强度。可以尝试瑜伽、快走、慢跑、普拉提等，还可以进行一些低负重的力量训练。

**第四阶段：月经期**

持续时间：3—7天

荷尔蒙变化：当黄体消失后，黄体酮分泌结束。子宫内壁脱落，导致阴道出血。该时期雌性激素含量达到顶峰，然后开始下降，为下一次排卵做准备。

生理变化：出现褐斑和出血症状。一些人还会遭遇骨盆抽筋、下腰酸痛等，并感受到疲劳和对食物的渴望。当雌性激素含量从最高开始下降时，可能会感觉到一丝轻松。

生活变化：该阶段，大脑的左半球和右半球的交流变得非常频繁。你会经常自我审视，重新认真地规划未来的方向。此外，你的直觉在这个阶段会变得非常灵敏，好好思考这些信息，尤其是那些每当月经期就会出现的直觉（担忧、害怕等）。实际上，在月经期出现的焦躁、不满足等，都是正常的，当你了解这一点后，你就会变得轻松下来。月经期是个好时期，抓住这个机会，好好规划你的未来，然后在生理周期的其他阶段，处理这些问题，会让你更容易成功。

食物选择：这个时期由于子宫内壁脱落，造成大量出血，所以一定要选择有营养的食物，如低糖、富含水分的水果和蔬菜。海产品会帮助你补充铁、锌等因出血而流失的元素。在这一阶段要控制钠的摄入，因为咸的食品会让你体内水分增多，增加体重。摄入大量水分，多吃天然利尿剂（如芦笋、黄瓜等），对你非常有益。

运动选择：这一阶段，休息和恢复非常重要。在月经期的前2天（大出血）选择休息或者做一些舒缓的运动，比如瑜伽、拉伸、慢走等。出血越来越少后，可以根据自我感觉提高训练强度。这个阶段的适当锻炼是必须的，它可以促进内啡肽的释放，改善你的心情。

# 如何挑选运动内衣

## 一、为什么要穿运动内衣

研究显示，女性每奔跑1英里，乳房就摇动135米（相当于每跑1公里，乳房摇动的距离就有85米）！

乳房是没有肌肉的，只有韧带和皮肤起主要的支撑作用，一旦受伤，几乎不可逆。所以，无论大胸小胸，都容易在运动过程中过度伸展，形成无法修复的下垂。如果穿上运动内衣，情况就会大大不同，它可以有效减少约78%的胸部晃动！相对单纯的紧身内衣来说，运动内衣可以给予乳房更强力、更稳定的支撑与保护。

## 二、运动内衣怎么挑

选购运动内衣，首先看自身的罩杯大小；其次看你的运动激烈程度。

### （一）罩杯的大小

A杯和B杯的女士相对比较幸福,绝大多数的运动内衣都能为你在各种类型的运动中提供足够的保护。而C杯以上的女士需要具有更好支撑性的产品。

### （二）运动的激烈程度

不同运动的激烈程度不同,对身体的冲击、震动、伤害等的程度也不同。激烈程度越高,所需运动内衣的固定性应越强。

下面按照激烈程度给出一些常见运动的分类。

低：徒步,瑜伽,普拉提,攀岩,公路骑行。

中：滑雪,高尔夫,滑冰,动感单车,快走,网球、羽毛球、乒乓球等。

高：跑步,骑马,足篮排,山地骑行,有氧健身操。

此外,年龄、胸部形状（是否下垂、外扩）、肌肉及皮肤的松弛程度也是需要考虑的因素。

## 三、运动内衣选购小贴士

### （一）确认自己的上下胸围和杯型

不同厂家的定号有不小的差异,具体产品具体对待,不要一个尺寸通吃。尽量挑选全杯的运动内衣,不要因为贪图好看而挑选半杯或者其他比较暴露的款式。

### （二）面料的排汗透气性

不论进行什么运动,身体的汗液排出水平基本都会高于常态,胸部的汗液排出水平比身体其他部分更高,因此尽量选择对排汗透气性进行过优化的材料。

### （三）不要一味地追求固定性

当你进行的运动并非高冲击性运动时，尽量选择固定性相对较低的内衣以获得最佳舒适感，不要一味地追求固定性，特别是徒步这类低冲击高强度的运动。

（四）试穿很重要

应对着镜子看看前、后、侧面的体型，感受穿着是否舒适、自然。应该以你的胸部感觉安全和不疼痛（包紧）为标准。如果在实体店购买，不用过于拘泥于尺寸，自己试穿的感受应该是第一位的。如果是在网上选购，那么一定要注意其他买家对于尺寸如何选择的评价。

（五）底围固定织带和肩带要宽一些

运动内衣的底围固定织带宽一些的话，可以提供更好的支撑；肩带宽的话，可以减少肩部负担。关键受力点最好有软垫填充物之类的东西。

（六）进行抗阻训练的女性请注意

不建议购买可换肩带以及可调节肩带的运动内衣，以免接触训练板凳或器械时产生不适。

（七）胸垫的存在不是为了撑cup

胸垫在运动内衣里的作用是为了不凸点，如果是在冬天穿，外套够厚，其实有没有胸垫是无所谓的。

# 既要高跟的美，又要健康的脚

在骨科专家眼里，高跟鞋是一种伤骨"利器"。可是，在女人们的眼里，即使它会带来不适，但它的美，实在是让人难以拒绝，让人又爱又恨。想真正实现美丽与舒适的统一，其实是一件非常困难的事。

为此，骨科专家们精心打造了一份指南，可以帮助爱穿高跟鞋的女士们免去一些麻烦和痛苦，让女士们穿出漂亮，也穿得健康。

每一位爱穿高跟鞋的女士，最关心的一件事就是高跟鞋怎么穿，脚才不会痛？那就要从以下三点做起：

## 一、挑对你的高跟鞋

这不是指试穿起来舒不舒服那么简单，而是只有符合下面的条件，才能算真正舒适的高跟鞋。

### （一）45度才是挑完美高跟鞋的第一件事

把高跟鞋平放在地面，鞋子的重心要与鞋跟呈45度。不管它的跟高有多少，它都会是一双比较舒服的鞋。45度的鞋，会使整个脚掌受力均匀，让你穿上后感到舒适不疼痛。如果你目测的角度大于45度，甚至到了60度以上，那么穿上这双鞋走路不到5分钟，你就会恨不得立即脱下它。

一双好鞋，足弓设计一定要合理，能够承担压力的足弓，可以让高跟鞋穿起来有平底鞋的舒适感。

### （二）鞋尖1cm翘起

把高跟鞋置于平地上，如果发现鞋尖翘起1cm，那么，你买到了一双好鞋。穿高跟鞋时，因为跟高，脚会往前冲，微翘的鞋尖可以避免这种压力，进而减少脚趾挤压。因此，买鞋时一定要看看鞋尖翘不翘。当然，鞋尖也不是越翘越好，过翘的鞋也会让你的脚趾不舒服。

### （三）3cm内的防水台

有人说，鞋跟太高有什么关系，有防水台就行！错！防水台高，虽然能缓解前脚掌的压力，但同时带来的负面作用就是"路感"很不明显，尤其在上下楼梯或稍有不平的路面，很容易磕绊脚，造成意外伤害。所以，防水台最好不要超过3cm。

### （四）选鞋时间有讲究

要买高跟鞋，最好在下午3点或4点的时候。

因为一天下来，身体的淋巴液会比其他时间多出5%，且积压在下半身，脚会有一些水肿，如果是长期站立者，淋巴液会增加8%以上，这时选的鞋是比其他时间稍大半号或一号的，最适合穿着。

做到了这四点，你就为后面的行走缓解了80%的痛苦！现在，你也可以赶紧拿出自己的高跟鞋来判断一下。

## 二、穿高跟鞋之前的预防

挑完鞋,就该说说穿鞋了。穿过高跟鞋的人都知道,新鞋最容易磨脚的两个地方:一是脚后;一是大脚趾外侧。对此,你可以尝试一下这5个方法:

1.如果鞋子边缘部位磨脚,可用湿毛巾捂几分钟,使其潮湿变软,然后拿玻璃瓶等圆柱形物体用力擀压几遍。

2.将纸巾充分浸透白酒,用一个夹子固定在磨脚处,放置一晚上,能起到软化皮料的作用。

3.如果新鞋因太小而夹脚,用湿毛巾捂湿,再用鞋楔撑大,穿起来就顺脚了。

4.鞋跟磨脚的话,在穿鞋之前,先拿块香皂(平时用的蜡烛也可以)或者面霜,在与脚跟接触最多的部分薄薄地抹上一层,鞋跟会因此变得光滑而不再磨脚。

5.如果是第一次穿的鞋子,并且不是凉鞋,可以穿上丝袜,减少脚部皮肤和鞋子的摩擦。

## 三、脱下高跟鞋之后舒缓双脚

脱下高跟鞋后,不妨按照以下5个步骤,舒缓双脚的不适和劳累。

**步骤一:踮脚尖动作**

踮起脚尖,维持5秒钟后再放下,慢慢地重复做10次。

**步骤二:踩网球动作**

买一颗网球或棒球,踩在脚底下前后滚动,来回按摩脚弓,促进脚底的血液循环。

**步骤三：夹脚趾动作**

取出在擦指甲油时会用到的"泡棉分趾器"，所有脚趾一起用力夹紧，维持6秒钟后放松6秒，然后重复夹紧放松10次，你会感觉很舒服。

**步骤四：拉脚板动作**

准备一块毛巾后坐下，一脚伸直，一脚屈膝，抓住毛巾两端，套住伸直那只脚的脚板，朝身体的方向拉。撑住6秒之后放开，然后缓慢重复动作10次，双脚轮流。

**步骤五：用热水泡脚**

脱掉高跟鞋后，用热水泡泡脚，泡上15分钟，就可以促进脚周围的血液循环，很好地缓解疼痛。

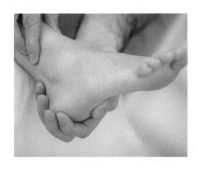

# 知足常乐乐开"踝"

在所有运动创伤中发生率最高的是踝关节扭伤，约占所有运动创伤的16%以上，每天约一万人中就有一人踝关节扭伤。

足球踝、跟腱断裂、足踝部骨折等急慢性损伤的发病率也很高。平足症、外翻等也与运动密切相关。

我们在运动时大都遇到过崴脚的情况，学名称为踝关节扭伤。踝关节扭伤属于常见的疾病，早期不是很难治，但若治疗不当，拖延久了就会有很大影响。如果在扭伤后没有正确的处理，尤其是过早的开始活动、站立，就会影响关节囊、关节韧带的恢复。如果韧带没有恢复好，关节就变得松动、不稳定，于是会经常出现关节扭伤、脱位，有时即使轻微的活动也会引起踝关节脱位。

那么踝关节扭伤的紧急处理方法有哪些？

1.踝关节扭伤之后要合理冷敷和适时热敷。踝关节扭伤后，不能马上揉捏按摩，也不能马上热敷。脚踝轻度扭伤时，及时用冷水或冷毛巾外敷并抬高患肢。此时冷敷能使血管收缩，减轻局部充血，降低组织温度，起到止血、消肿、镇痛的作用。因此在急性扭伤后，应对踝关节扭伤患处施行冷敷，并且越早越好。热敷和冷敷都是物理疗法，作用却截然不同。血遇热而活，遇寒则凝，所以在踝关节扭伤早期宜冷敷，可以减少局部血肿；在出血停止以后再热敷，则可加速消散伤处周围的瘀血。一般而言，受伤24—48小时后可以开始用热敷的处理办法。

2.如果条件允许，踝关节扭伤后应立即抬高受伤的脚，并进行加压包扎，尽量不要再走路。如果发生扭伤，初期要保护好，通过制动、加压包扎、抬高等方法，可以使韧带撕裂之后原位修复，大多数患者是可以修复的。

3.扭伤初期，不需内服药，不宜外敷活血的膏药，以免出血更多，肿胀更大，使用冷镇气雾剂喷洒伤处，会感到舒服点。

4.踝关节扭伤后如果发生或怀疑发生骨折，紧急的救治手段是：选用适当长度的木板或硬纸板分别放置在受伤的踝关节两侧，并在受伤部位加放棉垫、毛巾或衣物等，然后用绷带或三角巾将两块木板或硬纸板的上下两端分别固定。

一次扭伤后极其容易再扭伤，那么如何预防踝关节再次扭伤呢？

如果没有进行适当、合理的康复练习，踝关节极有可能再次扭伤。据统计，未经正规康复治疗的患者，踝关节再次损伤的可能性是经正规治疗患者的3—4倍。如果踝关节反复扭伤，甚至会引起踝部关节软骨面损伤，从而引发创伤性关节炎。

踝关节的稳定性康复训练很重要，但一定要在局部肿胀消退后才能进行。一般说来，踝关节的康复训练，包括提踵训练、慢跑、踝背伸等简单但很实用的训练方式。其目的是通过练习来提高踝关节的稳定性以及踝关节周围小肌肉群的能力。

另外，在运动之前要进行充分的准备活动，充分的热身。运动之前戴上护踝，通过外固定的方法辅助关节保持稳定，也可防止踝关节进一步扭伤。

**足球踝：**

足球踝，学名踝关节软骨损伤。最常见于足球运动员。据报道，足球运动员发病率可高达80%，在体操、滑雪等运动中亦可发生。由于后期距骨常出现骨赘，故本病曾被称为踝关节撞击性骨疣。

踝关节部位缺少肌肉和脂肪的保护，皮肤下面就是肌腱和骨头。当正脚背踢球或支撑时，踝关节过度跖屈或背伸，使胫骨远端前后缘分别与距骨颈或后关节突反复撞击挤压，胫距关节面磨损，胫骨前后唇、距骨颈及距骨后突等处发生骨质增生。当用脚内侧或外侧踢球时，踝内外翻与距骨内外关节面撞击也可引起局部骨质增生。踝关节反复扭伤容易引起踝关节不稳定，造成胫距骨软骨损伤，形成局部骨赘。

加强踝关节周围肌肉训练，伤后或比赛时用弹性绷带或粘膏裹扎，防止踝关节过度屈伸和内外翻，避免反复扭伤，都是预防足球踝的有效措施。

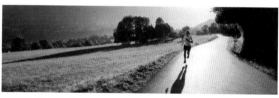

# 如何挑选运动鞋

不同的鞋子适用于不同的场合，出入正式场合需要穿皮鞋或高跟鞋。但是皮鞋和高跟鞋的构造和功能都决定了其不适合人们做长时间的跑跳运动。而不同的运动，如篮球、网球、跑步、越野，也有其相应的运动鞋选择。

选择正确的鞋，虽不能保证提高运动能力，但一定可以减少运动损伤发生的概率。本文主要是告诉大家如何选择一双适合自己的运动鞋。

## 一、什么是合脚

一双合脚的运动鞋应该是系上鞋带没有明显的紧绷感，前掌不应该出现挤压脚趾的情况，后脚跟有充分的包裹性。有两点需要注意：

### （一）鞋码

在选择一双鞋子的时候，大家往往最先关注的一点是鞋码，也就是鞋号。鞋码根据衡量标准的不同，可以分为国际标准鞋码、欧洲码、美国码、英国码。国际标准码是指脚长的毫米数。选购时应该找准适合的鞋号，运动鞋可适当大半码。

**（二）鞋楦**

除了鞋长，你还需要注意鞋子宽度的问题，也就是楦头的宽窄。常见跑鞋有B、D、2E、4E等不同尺寸可供选择，建议通过实际试穿感受宽度是否合适，以小脚趾不受挤压、脚趾有较宽裕的活动空间为宜。

## 二、运动鞋有哪些种类

运动鞋根据运动项目的不同，分为慢跑鞋、户外越野鞋、综合训练鞋、篮球鞋等几种。

**（一）慢跑鞋**

慢跑鞋主要适合在健身房或室外的平坦路面进行慢跑训练。慢跑鞋整体重量较轻，有较好的避震缓冲效果，根据不同脚型有不同种类可选。慢跑鞋整体鞋面材料多以网布为主，且都是低帮设计，对脚部的包裹保护性稍差。

**（二）户外越野鞋**

户外越野鞋是专为户外运动设计的运动鞋，例如登山、徒步等。户外越野鞋显著的特征是大纹路的橡胶外底。这种鞋底耐磨，抓地力强，有很好的保护性。户外越野鞋的鞋面通常可防水、隔热。但是越野鞋也往往存在重量大、外观笨重等缺点。

**（三）综合训练鞋**

综合训练鞋顾名思义，适合于大部分训练需求，例如羽毛球、乒乓球、健身房抗阻训练、间歇训练等。其鞋面和慢跑鞋相似,大部分都为高透气性的网面设计,整体缓震性能相对于慢跑鞋略弱,但脚感更好。综合训练鞋的中底往往是一层EVA泡棉,缺乏类似慢跑鞋的中底支撑结构,对于需进行长时间慢跑训练但脚又过度内旋的人群而言,综合训练鞋并不是一种较好的装备选择。

### (四)篮球鞋、足球鞋

篮球运动需要快速移动、跳跃、急停、侧步滑动等动作,对于鞋子的减震、包裹性要求很高。一般篮球鞋的中底具有厚实的EVA泡棉,中高端鞋款可能还有后掌或全掌的避震气垫,提供充足的避震能力。篮球鞋的内靴及高帮设计提供的较强包裹性可以保护运动中的脚踝,而外底的人字波纹则可以提供足够的抓地力。篮球鞋所具有的包裹性和减震性导致它比慢跑鞋重很多,同时也没有为特殊脚型制定的特殊支撑结构,所以并不适合长时间慢跑训练。

再谈谈足球鞋。足球鞋有很多特点,比如可换鞋钉,拥有减震技术、摩擦条、天足系带等。其中不对称的系带方式是生物力学的具体体现,即在脚掌的前端采用倾斜设计,而在后部采用平直设计。前端倾斜使鞋带受力方向与脚趾跟部保持平行角度,目的是使鞋与前脚掌受力一致,增强同步性。而脚背部位平直的设计,保证了鞋面与脚背的完美贴合,这种完美贴合与脚受力方向完全一致,保证了脚的灵活性,同时也保证了脚能够有效地施力。应该说,一双顶级足球鞋的科技含量要远超一双顶级篮球鞋或跑鞋。评价一个运动品牌制鞋水准如何,足球鞋的设计制造是要重点考察的。但不管科技再先进,概念再创新,现实情况仍不太乐观,即"足球不卖鞋"。再完美的足球鞋,也不会成为街鞋。这也使得各品牌纷纷挖空心思、想方设法地让人们在压马路时也穿足球鞋。于是，各大运动品牌纷纷加强足球鞋的改良设计，在硬邦邦的碎钉鞋底上装载Max气垫，以增强舒适度，或换上带有A3减震技术的碎钉鞋底。这样的鞋不仅可以踢足球，更能搭配潮衣潮裤行走在大街上。当然，具有休闲本色的牛筋底也被厂家粘到了足球鞋的鞋底上。事实证明，这类鞋也有了一部分潜在市场。伴随着这些新产品的推出，一些厂家更是大打广告牌，在世界范围内倡导街头足球文化。总之，足球鞋在往更专业化道路发展的同时，消费及产品的开发也越来越受到重视。也许，足球鞋永远都达不到像滑板鞋、慢跑鞋、篮球鞋那样的普及程度，但人们对这种高科技的鞋还是很有兴趣的。

## 三、慢跑鞋应该如何选择

决定好了跑步要穿慢跑鞋而不是篮球鞋或户外越野鞋以后，很多人都被各家慢跑鞋琳琅满目的型号弄糊涂了，什么"稳定"系列、"减震"系列……根本不知道其具体区别在哪。这时候就要明确选慢跑鞋最重要的一步——对自己的步态和脚型有一个判断。

### （一）正常足——中性步态（Normal Pronation）

在走路或跑步时，后脚掌外侧先着地，再转为前掌中部自然蹬踏发力，就是一次正常的脚掌内旋动作，也可以叫中性步态。拥有正常足的跑友在购买慢跑鞋时没有太大限制，可根据自己的喜好选择。

### （二）外翻足——内旋不足（Under Pronation）

外翻足人群和正常足一样，也是在走路或跑步时后掌外侧先着地，但脚掌内旋不足，为前掌外侧发力。相比于正常足，外翻足需要其慢跑鞋具有更多的缓冲减震性能。

### （三）内翻足—内旋过度（Over Pronation）

内翻足为后掌中外侧着地，脚掌过度内旋，导致前掌内侧发力蹬踏。相比于中性步态和内旋不足，内旋过度的步态需要慢跑鞋能在内侧提供一定的支撑性，保证跑步时脚部的稳定。

清楚了自己的步态和脚型以后，还需要了解如何购买慢跑鞋及注意事项。

购买慢跑鞋，常见的渠道有三个：

### （一）线下实体店

在一线城市一般都有品牌的旗舰店，在实体店购买不仅可以选择最适合的鞋码和鞋楦宽度，还可以通过线下的仪器检测来精确了解自己的脚型。不足的是价格一般没有优惠，并且并非全国每个城市都有。

### （二）网上官方旗舰店

在网上的官方旗舰店网购价格一般比实体店更优惠，但不能现场试鞋，尤其是第一次购买，需参考其他客户的购买反馈。建议最好去实体店试穿后再在网上购买。

### （三）海淘

价格一般会便宜30%—40%，有时折扣力度大价格可能会便宜60%以上。缺点就是配送周期长，如买错，退换流程复杂。

所有的东西都有损耗，慢跑鞋也不例外。一般来说，跑240公里，鞋中底会发生磨损且性能降低；穿着跑500—800公里，外底磨损会超过40%；假设你每天跑10公里，一周跑3天，则月跑量在120公里左右，那么你应该半年左右就考虑更换一次跑鞋，而不是等到鞋的大底橡胶都磨没了还在穿着跑步，这样并不利于帮你稳定步态，还会增加跑步中受伤的概率。

# 正确认识不同步态

## 一、造成步态不同的原因

医学上，我们脚掌的旋转主要跟两个关节有关——膝关节和踝关节，而这两个关节的旋转会造成不同的腿型和脚型，并且都会反映到最后的步态上。

### （一）踝关节

首先，相对于踝关节而言，踝关节以下的部分如果向外摆称为"踝外翻"（也叫足外翻，但这里要与跑鞋厂商定义的外翻足区分），而踝外翻的状态则刚好对应的是内旋过度（内翻足）；反之，如果踝关节以下的部分向内摆则是踝内翻，踝内翻的状态对应的是内旋不足（外翻足）。

### （二）膝关节

对于膝关节而言，膝关节内外侧的两条韧带如橡皮筋一样，内外侧韧带力量平衡时膝关节为正常状态。如果膝关节的外侧韧带松弛，就可能会形成膝内翻，也就是常见的O型腿，而O型腿对脚型的影响是产生内旋不足,也就是常见的外翻足。反之膝外翻则可能形成X型腿。X型腿对脚型的影响是产生内旋过度,也就是常说的内翻足。

## 二、如何判断自己的步态

通过上面的分析我们知道,决定不同步态的因素可能跟踝关节有关,也有可能跟膝关节有关。如果是严重的膝外翻或者踝外翻,一眼就能看出来,并且这种情况可不是选一双合适的跑鞋就能解决的,而是应该去医院骨科或康复科进行长时间的矫正。如果是轻微的步态改变,不管是因为膝关节还是踝关节的原因,我们可以通过以下几种方法来判断。

1.选一双常穿的平底鞋,翻过来观察鞋底,注意脚前掌磨损程度:

◆如果是外侧磨损严重,那么基本说明是内旋不足(外翻足)。

◆如果是内侧磨损严重,那么基本是内旋过度(内翻足)。

◆如果前掌磨损均匀,应该就是中性步态(正常足)。

注意这里不需要关注后脚跟的磨损,即使是过度内旋的脚型,也基本是后脚掌中外侧先着地,所以大家的鞋大多是后脚跟外侧磨损严重。

2.双脚平齐,正常半蹲,低头观察膝关节。

◆如果膝关节向外,且在脚尖外侧,则基本是内旋不足(外翻足)。

◆如果膝关节向内靠拢,在脚尖内侧,则基本是内旋过度(内翻足)。

◆如果膝关节位于脚尖正上方,说明是中性步态(正常足)。

3.让朋友帮助你。打开手机的视频功能，你以自己习惯的步态开始往前跑几步，朋友对着你的脚后跟录个小视频，观察视频中自己的步态：

◆如果后掌着地后顺利过渡到前掌中部自然发力，则是中心步态（正常足）。

◆如果后掌着地后过渡到脚前掌偏外侧发力，则是内旋不足（外翻足）。

◆如果脚中后掌着地过渡到脚掌偏内侧发力，则是内旋过度（内翻足）。

以上三个测试方法任意选择两个，就基本可以判断自己的脚型了。

# 脚是户外运动的"第二条命"

现在越来越多的人选择户外运动。

无论是徒步、登山、跑步还是骑行,脚都是我们户外运动的"第二条命"。

而户外运动最头疼的事就是脚上起泡。起泡后,每走一步都是煎熬,不知道你们是否有过这样的感受?那么如何来预防水泡?脚上起泡后又该怎么办?

## 一、怎样预防水泡

1.要预防脚起水泡,首先要减少脚部摩擦的机会。脚起水泡跟鞋有直接关系,鞋过紧的挤压和过松的摩擦,都可能导致脚上水泡的产生。买鞋应当购买适合运动的鞋,鞋的尺码要合适,穿上后长度方面最好仍然有一个大拇指宽的虚位。切勿穿新鞋远行。

2.选择合适的袜子。排汗袜比纯棉袜更适合长时间运动时穿；双层袜，通过其内层与外层之间的摩擦，来减少鞋子对皮肤的摩擦，从而降低起水泡的机会。要记住，徒步走长线切不可不穿袜子。

3.使用滑石粉、痱子粉或防汗喷雾剂，也可在脚上薄薄地涂上一层凡士林等，这些东西都有助于保持脚部的干爽，减少摩擦，起到预防水泡的作用。

4.如果你的脚常起水泡，那么可以考虑在经常起水泡的部位事先贴上胶布或垫上软垫。

5.临睡前最好用温水泡脚，以促进局部血液循环，并可自己按摩足掌部位，再在足底突出部位涂抹润肤露。不穿鞋的时候，注意保持鞋的干燥与通风。

6.平时少乘车多走路，可以避免户外出行时起水泡。太久不长时间走路，忽然走得超了时间、距离，运动强度增加过大，也是脚起泡的原因之一。循序渐进地延长活动的时间，可以让皮肤慢慢适应活动时产生的摩擦力，有助于预防水泡。

7.不定期地变换行走姿势，如走跑结合，每小时小跑5分钟，可以轮换脚掌受力点，使整个脚掌均匀受力，同时因运用到更多的肌肉组合，让肌肉可以交替得到休息。走路时需放松，用大腿带动小腿，步伐均匀，有节奏感。

8.鞋带要系紧，使鞋子包脚良好。鞋底较薄可以多加一双鞋垫或穿厚一点的袜子。一般穿厚底有弹性的运动鞋较好。登山鞋较重且底硬，走久了易起水泡。很多人走不完100公里的主要原因是鞋子没选好，脚起水泡。穿上厚而干爽的袜子可以减少脚与鞋底的摩擦，减少起水泡的机会。

9.用医用胶布把脚趾个别分开包扎，或尝试用橡皮膏和泡沫双面胶贴于足底。

## 二、起了水泡该如何处理

1.清洁水泡表面和周围皮肤。最好用酒精或消毒剂消毒。如果水泡很小，并能被妥善处理，就不容易感染。如果水泡很大，就需要小心了，因为创面和裸露皮肤的增大会增加感染概率。

2.用针、锋利的剪刀或手术刀刺破水泡。小心地刺破水泡，使液体流出，但液体不会一下全都流出来。如果用针，最好扎3—4个孔"放水"。理想情况是当你继续运动时，积水会继续流出。

3.在步骤2的基础上挤干液体。

4.清洁和干燥水泡表面和周围皮肤。在准备给皮肤打"补丁"时，必须确保患处清洁干燥。可以在水泡那层隆起的皮上涂些润滑剂，以避免撕掉胶带时发生粘连而损伤皮肤。

5.在破损部位打个"补丁"。剪一块够大的胶带或绷带贴在水泡上，以便能覆盖周围皮肤。若水泡在脚趾上，则可能需要包裹整个脚趾，最好连相邻的脚趾也包上，以免胶带直接与相邻的皮肤摩擦。

6.用附加胶带或黏合剂粘牢"补丁"。可用安息香酊涂在水泡周围区域上。虽然胶带有自己的黏性贴，但多用一条附加胶带能确保效果更好。

7.把附加胶带慢慢与皮肤贴合。就像给手机贴膜一样，从一端到另一端。小心避免出现褶皱和折痕！如果出现褶皱和折痕，最好重新再贴。

8.轻轻按压"补丁"，以确保附加胶带完全与皮肤贴合。

9.穿好鞋袜，继续运动吧！

对户外运动者来说，水泡的困扰可谓无处不在。所以清楚地知道怎么预防和处理水泡非常重要。

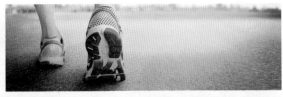

# 你是不是也陷入这些常见运动误区

运动的好处太多太多，但因为外部环境不同，加之每个人的身体素质有别，运动中的许多规则其实并不能通用。

## 一、运动项目与强度因人而异

目前，很多人对于科学运动的了解还比较少，建议根据年龄段来划分适合的运动项目与强度。

5—17岁年龄段人群：不需要设置运动上限，该怎么动就怎么动。

18—50岁年龄段人群：基本上保证每周不少于150分钟的中等强度运动即可，如慢跑、打半场篮球等。

50—64岁年龄段人群：此年龄段人群主要处于运动的维系期，如对膝盖、腰部等伤病的预防和保护。

65岁以上人群：岁月不饶人，千万不能逞强不服老，这时候选择保护性强的运动方式是最合适的。

## 二、运动中常见的27个误区

有些人由于对运动性质、自身生理阶段及安全锻炼缺乏了解，或对运动存在错误认识，往往长期坚持错误的运动习惯，很难达到预期的锻炼效果，甚至造成身体其他方面的损伤。

**误区1：空腹运动，有损健康**

研究证明，饭后4—5小时（即空腹）进行适度运动，如步行、跳舞、慢跑、健身操、骑自行车等，有助于减肥。

这是由于此时无新的脂肪酸进入体内，较易消耗多余的脂肪，特别是产后脂肪。因此，空腹适度运动，减肥效果优于饭后1—2小时运动。

**误区2：只有出汗才有效**

人体的汗腺有活跃型和保守型两种，汗液的分泌与遗传有很大关系。因此，出汗与否不是衡量运动是否有效的标准。

**误区3：强度越大，效果越好**

研究表明，体内脂肪的减少取决于锻炼时间的长短，而不是锻炼的强度。锻炼开始时，首先消耗的是体内的葡萄糖，之后才开始消耗脂肪。

剧烈运动往往无法保证体力能坚持到消耗脂肪的阶段，因而脂肪消耗不多，达不到减肥的目的。缓慢平稳而持久的有氧运动，才能消耗更多热量，达到减肥的目的。

**误区4：带病坚持锻炼**

这是一种最危险的错误观念。身体不适，就应暂停运动或减少运动量，否则会加重病情，延长病期。

如果在运动中出现眩晕、胸闷、胸痛、气短等症状，应立即停止一切活动，切忌硬撑或等待，尤其是中老年人，以防因运动诱发猝死。

**误区5：锻炼就行，形式无所谓**

应根据身体健康情况及生理阶段选择适合自己的锻炼项目，慢性病患者在运动前最好先咨询医生。

膝关节有骨性关节炎及退行性改变者，不适合爬山、爬楼梯、深蹲等活动；高血压、心脏病患者不适宜进行太过剧烈的运动。

**误区6：停止锻炼就发胖**

的确有一些人在停止锻炼后发胖了。但发胖的原因主要是停止运动后仍然吃与运动时同样多的食物，当热量的摄入大于消耗时，自然引起肥胖。停止锻炼后，相应减少热量的摄入，就不会发胖了。

**误区7：运动中口渴，猛喝水或忍着不喝**

感觉特别口渴时，就说明身体已经处于缺水状态了。即使在运动过程中也可以适当补水，以防体力不支。

喝水应小口缓咽，每次不宜太多，而且水不要太凉。在运动前、运动期间和运动后都要注意补水。

**误区8：剧烈运动后立即休息**

剧烈运动时，人会心跳加快，毛细血管扩张，同时肌肉有节律地收缩会挤压小静脉，促使血液快速流回心脏。

此时如果立即停下来休息，肌肉的节律性收缩也会停止，原先流进肌肉的大量血液就不能通过肌肉收缩流回心脏，造成血压降低，出现脑部暂时性缺血，引发心慌气短、头晕眼花、面色苍白，甚至休克昏倒等症状。因此，要避免突然停止运动，可以慢慢降低运动频率和强度，并做些拉伸动作。

### 误区9：剧烈运动后马上洗浴

剧烈运动后，人体为保持体温恒定，皮肤表面血管扩张，汗孔张大，排汗增多，以方便散热。

此时如果洗冷水浴会因突然刺激，使血管立即收缩，血液循环阻力加大，同时机体抵抗力降低，人就容易生病。

洗热水澡则会继续增加皮肤内的血液流量，血液过多地流进肌肉和皮肤中，导致心脏和大脑供血不足，轻者头昏眼花，重者虚脱休克，还容易诱发其他慢性疾病。因此，运动结束后，给身体一个舒缓的时间，之后再去洗澡比较合适。

### 误区10：运动后饮酒解乏

剧烈运动后，人的身体机能会处于高水平状态，此时喝酒会使身体更快地将酒精吸收进血液，对肝、胃等器官的危害就会比平时更严重。

乙醇需要肝脏分解，并消耗大量维生素B1，这过程会加重运动后肌肉的酸痛感。所以运动后喝酒是万万不可取的。

### 误区11：饭后散步，延年益寿

老人常说"饭后百步走，活到九十九"。饭后多活动，消化系统的运转会更顺畅，营养物质的吸收也更好。

然而，患有肝病或其他胃肠道疾病的人，饭后应至少静卧半小时再活动。即使是健康的人，也应该休息一会儿再活动。

### 误区12：运动后要多补水

运动时会大量出汗，这时机体对水的需求也相应增加。

运动后补水应注意：每次饮水量在150—200毫升之间，每20—30分钟补充一次，每小时总饮水量不要超过600毫升。

### 误区13：一开始就大量、高强度锻炼

突然大量、高强度地运动，机体难以适应，会出现严重的疲劳

感、酸痛感，还可能引起肌腱、肌肉拉伤，甚至发生运动猝死。

正确的锻炼方法是：从小运动量、小幅度、简单动作的运动开始，让机体有个适应的过程（大约半个月），然后逐渐增加运动量、动作难度，增强运动强度，循序渐进。

### 误区14：晨练比暮练好

早晨人的血液凝聚力高，血栓形成的危险性也相应增加，是心脏病发作的高峰期。

相反，黄昏是我们，尤其是老年人体育锻炼的理想时间。黄昏时人的心跳、血压最平衡，最能适应运动时心跳、血压的改变；嗅觉、听觉、视觉、触觉最敏感，人体应激能力处于一天中的最佳状态，体内化解血栓的能力也达到最佳水准。所以，对老年人特别是患有心脑血管疾病的病人而言，应该是暮练比晨练好。

### 误区15：停止运动，肌肉也不萎缩

运动停止后几周，体内组织就开始变化，肌肉逐渐萎缩，由于热量消耗减少，脂肪开始增长。所以，运动不是一劳永逸的。

### 误区16：一种鞋应付所有运动项目

挑选运动鞋要注重其功能性，不同项目的运动要穿不同的鞋。鞋子应该合脚舒适，运动鞋的防震气垫能减轻关节压力，保护身体不受伤害。

### 误区17：运动加速膝关节退化

随着年龄的增长，膝关节会产生退行性变化，这是自然现象，但因此完全停止运动是错误的。

人不运动容易患骨质疏松症，肌肉萎缩，身体也会缺乏敏捷性和协调性，体能下降。根据自身膝关节健康状况，选择适合的运动项目即可。

膝关节有病变的人应尽量减少负重、长距离行走和长时间

站立，不要练习跑跳、深蹲等；最好选择对膝关节没有损伤的运动，如游泳、骑车、散步、垫上动作等。

**误区18：仰卧起坐可以减掉腹部脂肪**

腹部锻炼只能练出腹部肌肉。要让仰卧起坐达到减脂的效果，你每天得做上万次。

**误区19：没感觉到肌肉酸痛，就是没练到位**

肌肉的酸痛感来自于乳酸的堆积，乳酸是身体供能时产生的代谢物，产生乳酸的多少并不能评价训练效果的好坏，训练后的拉伸和几分钟的有氧都能减轻这种酸痛。训练是否到位主要还是看能否产生泵感。

**误区20：体重没有变化，就是减脂失败**

体重不和胖瘦绝对挂钩，检查自己减脂成效的好方法是测体脂率，而不是每天去称体重。

**误区21：只要每天都在运动，饮食就不用控制**

甜食、饮料、糕点，一份就能毁掉你当天所有的锻炼成果。这也就是为什么有的人越减越胖！

**误区22：减脂只能靠有氧运动**

尽管有氧运动是减脂的重要组成部分，但力量训练可以令身体在休息的时候燃烧更多热量，这也就是为什么力量训练+有氧训练比纯有氧训练的燃脂效果好！

**误区23：上来就练，从来不做准备活动**

不要认为做准备活动是浪费时间，热身真的很重要！它让身体的温度慢慢地提升到可做剧烈运动的状态，让我们的生理、心理进入战备状态。这样不但降低受伤的发生率，也会使你有种全身畅快的踏实感，更能将你的潜能发挥得淋漓尽致喔。

**误区24：想瘦哪里就瘦哪里**

减脂是全身性的，至今没有任何研究表明练哪块肌肉哪里就瘦。

**误区25：流汗越多效果越好**

流汗和健身没有直接联系，流汗只是降低体温的一种形式，真正决定训练效果的是你的训练强度。

其实，不管你是为了塑形美体，还是追赶潮流，只要能够达到自己的运动目的，运动就是成功的。

# 膝关节没那么容易损伤

　　日常生活中不乏运动的人群，但是很多人对于运动伤害却有一定的误区：都说走路会损伤膝盖，以致于不敢爬山、不敢跑步、不敢走路，只能游泳和睡觉了。事实真的如此吗？

　　任何运动，只要适量并且方法、姿势正确就不会受伤。膝关节是人体主要的负重关节，同时有缓冲压力的能力。人体在进化过程中发展出强大的动态和静态稳定机制，以及肌肉韧带动力系统，完全能够胜任一般的体育活动。

　　运动和负重对膝关节既可能是损伤又可能是良性刺激。很多膝关节疼痛，特别是在上下台阶的时候疼痛，也可能是运动太少导致肌肉力量下降，影响到膝关节的稳定性，不足以完成正常情况下可以做到的常规动作。

　　都说游泳不伤膝盖，这只是片面理解。由于劳累、冷水刺激，或肌肉力量不平衡等，游泳后也可能发生膝关节疼痛。其实最适合人们的运动就是走路和跑步。人可以一辈子不游泳，不可以一辈子不走路。不舒服时休息一下找找原因，学习一些医学知识，才是明智的方法。

下面普及一些关于膝关节的知识，理解以后有助于正确运动。

膝关节是人体最大的屈伸关节，由两部分组成：上下方向的胫股关节，由股骨髁和胫骨平台组成，主要负责站立和平地行走；前后方向的髌骨关节，由髌骨和股骨组成，主要负责屈曲活动，比如上下楼梯。

膝关节骨头两端的关节面覆以透明软骨，为光滑的蓝白色，边缘规则整齐，青年时最厚达到3到5毫米，这个软骨是很耐磨的结构。关节腔内一般都会有滑液，增加润滑程度以减少软骨磨损。

透明软骨磨损以后就不能再生，所以老年人关节间隙会变窄。而年轻人只有受到严重创伤时，软骨才会损伤。若发生韧带损伤等引起关节不稳定的情况，会发生局部的软骨慢性磨损。当关节软骨发生损伤、逐渐失去弹性和光泽，颜色变黄时，软骨易磨损，发生碎裂、剥脱，致使软骨下骨外露，磨损小的外周软骨面出现增殖和肥厚，通过软骨内化骨而形成骨赘，也叫骨质增生。这时就容易出现关节炎，即滑膜发炎的表现，例如肿胀、疼痛、活动受限，以及关节积液等。

膝关节周围和关节内部还有很重要的结构，包括前后交叉韧带、两侧副韧带、髌韧带、内外侧半月板、脂肪垫等，这些结构对维持关节稳定有重要作用。

那么膝关节是如何运动的呢？

膝关节最擅长的运动是前后方向的屈伸运动，年轻人膝关节前后屈伸的范围是0度—130度。咱们大腿前面这个很强壮的大肌肉群叫股四头肌，负责伸直膝关节；大腿后侧肌肉叫腘绳肌，小腿后面的肌肉叫腓肠肌，负责屈曲膝关节。肌肉为膝关节的运动提供动力和稳定性，而肌腱将肌肉连接到骨头上。关节中间粗大的交叉韧带会限制上下骨头过度的相对活动，所以只有当急跑、急停或严重外伤时才可能损伤。

膝关节旋转的活动度很小，只有在屈伸过程中才伴有旋转的发生。当膝关节于屈曲90度位时，旋转最大可达30度—50度。在日常生活中我们的膝关节很少做旋转运动，绝大多数情况是球类、太极拳和体操等运动需要，所以膝关节的旋转稳定性需要特别的训练，如果平常缺乏这方面的锻炼就容易扭伤。

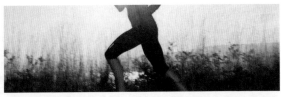

# 膝盖为什么受伤,如何预防

　　人在行走或跑步时,膝关节需要完成负重、屈伸、减震等功能。其作用原理为:在脚着地时,膝关节担负身体数倍的重量,必须保持前后左右各方向稳定,并使关节用力伸直;在脚离地时膝关节屈曲,以做好负重的准备。屈曲位着地也是减震缓冲的主要机制。

　　膝关节的磨损程度与关节受压的情况密切相关。压力越大、压强越大及受压时间越长,膝关节磨损越大。所以长时间行走、负重行走、体重过重等,日久天长也会引起关节的退行性病变。

　　压力不变的前提下,受力面积越小压强越大,膝关节越容易磨损而引起疼痛。我们有些人的膝关节力线不好,比如O型腿和X型腿,力量传递的时候就会偏向一边,使受力面积变小,压强增大而出现退行性关节炎。肥胖、体重增加也会使膝关节压力增大。

　　膝关节周围肌肉力量的减弱及失衡也会引起膝关节退变。尤其当长期坐着工作,又缺少锻炼时,股四头肌特别是它的内侧肌出现萎缩，膝关节屈曲就会使得髌骨向外压力增加，髌骨外侧关节面压力增大，磨损增加，出现退行性髌骨关节炎。下蹲和上下楼梯时膝关节疼痛大多属于这种情况。

退行性关节炎就是长期磨损的结果。表现为软骨变薄或消失、长出骨刺、半月板蜕变、关节积液等，并出现膝关节疼痛、活动受限等状况，严重时会出现屈伸困难。

那么在生活中我们应该如何有效预防呢？

### 1.保持良好的姿势

俗话说"站如松、坐如钟"，保持良好的姿势，能减轻膝关节的负重。注意走路时的身体姿势，避免过久下蹲，养成在日常生活中保护关节的良好习惯。站桩可以改善和增强膝关节的稳定性。

### 2.要穿对鞋子

爱美的女性需要注意，尽量少穿高跟鞋走远路，应首选厚底而有弹性的软底鞋，以减少膝关节受力，减缓膝关节软骨的撞击、磨损。多穿运动鞋也是不错的选择。

### 3.必要时佩戴护膝

气温下降时，膝关节血管遇冷收缩，血液循环变差，往往使关节僵硬、疼痛加重，因此天气寒冷时应注意保暖，必要时戴上护膝，防止膝关节受凉。当然，在运动中也不要忘了戴护膝。护膝能为膝关节提供外部的支撑和保护，避免运动损伤。

### 4.运动前热身切不可少

运动前应该充分热身，轻缓地舒展膝关节，增加下肢的柔韧度和灵活性，让膝关节活动开再开始运动，同时运动量应该循序渐进地增加。

### 5.控制体重

保持合适的体重，防止身体肥胖，否则会加重下肢膝关节的负担，加速膝关节的磨损。一旦体重超标，要积极减肥，注意调节饮食，控制体重。

### 6.股四头肌可以帮助稳定膝盖

大家可以坐下来，双腿伸直向前，股四头肌放松，手抓住膝盖骨，你会发现膝盖骨是可以向四周移动的。但是，当你收缩股四头肌时，你就动不了膝盖骨了，膝盖骨这时候是稳定的。尤其是股四头肌内侧，在腿伸直的体式中，对膝盖的保护起着重要作用。还要注意腿伸直和过伸的区别，过伸也会伤害膝关节。

### 7.制动休息

运动后出现膝关节疼痛大多是因为软组织受损，制动休息后就会好转，没有那么可怕。健步、快走、慢跑是最健康的运动方式，更适合害怕膝关节损伤的跑者！

# 跑步机真的伤膝盖吗

有人说户外跑步效果好，因为户外青山绿水，鸟语花香，心情舒畅，更容易跑出成绩，而跑步机由于速度有时会配合不上人的节奏，很容易造成使用者膝关节不同程度的受伤，所以坚持户外跑步好。认为跑步机效果好的人则觉得跑步机可以将跑步速度设置为匀速，减少损伤机会，而在户外跑步会由于各种原因让跑步速度降低，频率紊乱，从而降低跑步效果和减肥效果，还是跑步机好。

下面总结在跑步机上跑步和在户外跑步的四点不同。

**一、在跑步机上跑步比在地面上跑步更加安全**

首先，跑步机的跑带是平整的，不像地面上有些磕磕绊绊——地面起伏不平，容易导致跑步者在跑步的过程中崴脚或摔倒等；其次，在好的跑步机上跑步能够给膝盖减轻一定的压力，因为跑步机会提供很好的减震功能。在跑步的时候膝关节承受着最大的压力，特别是在非塑胶地面上跑步，地面的不平整或弯道等，会给膝关节带来更多的压力。长时间在不平整的地面上跑步会导致膝盖、脚踝等受伤。

**二、在跑步机上跑步更加省力**

首先，跑步需要两只脚中的一只脚用力蹬地发力，提供一个向上和向前的力，让人体有一个向前的速度和向上的高度，在这个过程中，整个人会有一瞬间空中腾空。然而在跑步机上跑步就可以省略一部分向前的力，因为跑步机的马达会给在跑步机上的跑步者一定的向前作用力，因此在跑步机上跑步会比在地面上跑步省力；其次，在跑步机上跑步基本上可以看作克服自身重力的跑步，而在地面上跑步就不仅仅是克服自身重力了，还需要克服户外的风速、地面摩擦力等一切外界因素；最后，跑步机上的匀速设置所产生的惯性会使跑步更省力。所有这些都会使在跑步机上跑步比在地面上跑步轻松。

**三、在跑步机上跑步可以实现人机对话**

在跑步机上跑步能够让跑步者知道自己的速度、时间、心率、消耗热量等，知道这些数据就可以根据自己的身体情况来调整适合自己的运动量。

**四、在跑步机上跑步还能够更好地训练出正确的跑姿，特别是健步姿势**

大家应该理解，各种不同的步姿（比如慢走、快走、慢跑、快跑、模特步、短跑、长跑、代偿步态等）都是由不同的肌群发力发动，从而达到移动的目的的。大家跑步普遍是为了达到核心肌的锻炼，从而预防或治疗因为废用导致的腰椎和颈椎等脊柱疾病。这就需要将发力部位从下肢向腰背部转移，将骨盆和肩胛旋转起来。在跑步机上使用其各种模式，如坡度变化、速度变化、组合变化等，就更容易体会部位发力的感觉。建议大家在家里的跑步机周围安装镜子，随时观察，调整跑姿，使我们的跑姿更优美, 效果更明显。

　　和大家交流以上四点并不是要讲跑步机上跑步比在地面上跑步好, 我只是想要告诉大家在跑步机上跑步和在地面上跑步的不同点, 并且纠正大家对跑步机的一些误解, 特别是认为跑步机伤膝盖的说法。至于选择用跑步机跑步, 还是选择在户外跑步, 还需要根据具体情况做决定。确实, 如果户外条件好, 能够获得更多的益处。比如阳光、负氧离子, 能更好地带动肌肉群, 激发兴趣等。

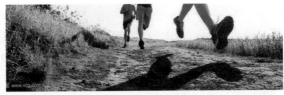

# 运动达人的365英里跑步计划

2016年的第一个周一，全球最大社交网络的掌门人，脸书（Facebook）首席执行官马克·扎克伯格在自己的社交媒体主页上公布了自己全新一年的愿望：一个名为"A Year of Running"的全年365英里的跑步计划。

扎克伯格在自己的Facebook主页上写道："2016年里将完成总计365英里的跑步行程，每天跑完一英里（有网友留言说2016年是闰年，因此一年有366天，也就是说有一天的时间可以不用跑），并且保证跑步的配速不低于10分钟/英里。"这位当今最年轻的亿万富翁还邀请所有人参与到他的这项计划之中。

美国影星、加州前州长阿诺德·施瓦辛格问："马克，我一直告诉人们，没有人会因为太忙而没空锻炼，尤其考虑到连教皇和总统都能挤出时间来。你是全球最忙碌的人之一，而相对于教皇，年轻一代对你更熟悉。那么能否谈谈，你如何挤出时间来运动，以及你通常的运动规律是什么？"

扎克伯克答："保持体形非常重要。无论做什么事都需要精力，而只有当你有着合适的体形时，你才会有更多的精力。""我会确保每周运动3次，通常是在醒来之后。在可能的情况下，我也会让自己的爱犬跟随我一同跑步，这会带来更多乐趣。"

为什么像扎克伯格这样的商业"大咖"都喜欢跑步？

因为跑步会让人富有创造力。很多人早已知道最好的想法往往产生在运动的时候，但是其中的科学依据是什么呢？一项美国斯坦福大学的研究表明：人类在运动的时候创造性远高于静坐。他们发现当人们在跑步的时候，不管他们是在跑步机上还是在室外，他们的创造性都比静坐时高出60%。此外，81%的参与者感受到了跑步时创造力的提升。而且，当参与者们在运动之后再参加测试时，他们仍然能够富有创造性。

今天就开始跑步吧！它不仅仅能让你更有创造力，还能帮助你更好地和同事沟通，更能让你的生活变得更美好，同时，跑步还让你更加长寿。这真是棒极了！有时候外面天气很冷，或者在下雨，或者我们不想动……我们有一千种理由不起床不锻炼。但是你一旦开始每天找一些时间跑步，或者把日常生活中本就有的一部分移到室外，就会发现跑步这件事自然得像呼吸。你将会更多地思考，更多地实践，学得更多并且活得更久。去跑步吧！

# 书画大家的运动情缘

很多人都知道费新我先生是书画大家，却很少有人晓得他曾师承吴鉴泉先生，也是太极拳武术高手。费老注重太极拳的自然、凝练、空灵、圆妙、飘逸、豪迈、朴厚，这是修炼太极拳的最高境界，也与其书法笔断意连有异曲同工之妙，所以费新我能成为一代书法宗师与其早年深谙太极拳意境极有关系。常听苏州山西商会会长张新先生忆起费老往事，深感"琴棋书画皆运动，头颈胸腹炼其中。行为来去勤修养，厚道自然太极功"。

据记载，同时代的太极拳高手李永祯，与费老是至交好友，他们的交往是从20世纪50年代初开始的。李永祯厚藏书画，出身于裱画世家，传得一手装裱字画的"功夫"，当时在苏州人民路613号开设"永源斋装池"裱画庄。而费新我的字画一直是在"永源斋"装裱的，因此两人"长相来往"。李永祯年长费新我四岁，早期习练"杨式太极拳"，在苏州盛有名，请他授拳的学员很多，但李永祯轻易不肯收徒，就算收徒也从不收费。费新我练的是"吴式太极拳"，与李永祯的"杨式太极拳"风格不大一样，但两位长者毫无"门户偏见"，在一起切磋"拳术"非常融洽，每每练完一套"拳路"后，还要交流书画艺术、鉴赏收藏等。

1957年，在费新我先生的倡导下，苏州市成立了武术协会，费新我推荐李永祯担任会长，但是李勇祯钦佩费新我的书画艺术涵养及太极境界，遂推荐费新我担任苏州市武术协会第一任会长。费、李二人相交，情深义重，可见一斑！

苏香门艺术馆主办费新我书法展览时，就有幸征得李永祯家属珍藏的费新我书法精品十数幅，尤其难能可贵的是费新我在民国三十五年（1946）为李永祯（据考证李当年48岁）肖像补身补景的画作，此画后人一直秘不示人，也少有人晓。主办方在经其家人同意后，欣然借展。画上李永祯意气风发，英俊潇洒。足以想象，往事悠悠，一代艺术大师们，昭示后人，品艺双修的情感心怀！

费新我(1903.12-1992.5)，学名斯恩，字省吾。30岁前改名新我，笔名立千，号立斋，浙江湖州（中国四大名笔产地之一）人。擅长中国画、书法，是我国现代著名的书画家，也是最杰出的左笔书法家。1934年学习于上海白鹅绘画学校。曾任上海万叶书店编辑室美术编辑、中国美术家协会会员、中国书法协会理事、书协江苏分会顾问、江苏省国画院一级美术师，以及苏州市武术协会名誉主席、湖州书画院名誉院长等。

# 康复专家的故事
## ——自然恢复是最好的

2016年9月22日，励建安教授在晨跑时右脚外侧扭伤，第五跖骨基底部发生骨折。因为有重要学术活动，他坚持了一个白天，晚上才去医院——用运动贴布简单处理了骨折。接下来的几天，他都坚持使用足内侧步行。在此期间，励建安教授产生了一个大胆的想法：用运动促进康复！

骨折后第5天，他绕着自己的家，在无拐杖的情况下步行了5790步，用时29分钟。运动后继续局部按摩以促进骨细胞再生和血液循环。之后的几天里，教授正常工作、参加会议，有几日步行的步数甚至上万。

骨折后的第11天，励建安教授开始了大胆的尝试：跑步！而且跑得还不少：3公里！这迥异于我们平常理解的"伤筋动骨100天"的静养模式。然而教授感觉良好。

骨折后第12天，他进行了紫金山15公里的徒步攀登。第18天，在徐州跑步10公里，晚上在南京夜跑5公里。第19天，X光片复查，骨折没有移位，骨折线模糊。第25天，步行1.4万步。第26

天,步行2.6万步。第27天,学术会议报告后,步行+跑步1.4万步。第30天,正常跑步10公里(澳大利亚)。更让人吃惊的是,教授在骨折后的第40天和第70天,先后完成了两次半马,而且成绩都相当不错。

2016年12月11日,骨折后的第80天,65岁的励建安教授在广州马拉松赛事上完成了他人生第一次全马,用时5小时54分,而他骨折的右脚此时也已基本康复。

### 骨折康复感悟

"我的这段经历说明,骨折后尽早运动似乎对骨折的康复有利。但是,像这样的大胆尝试,必须是在有经验的前提下勇敢地完成,在不造成进一步损害的前提下,越多运动、越早运动,对骨折的康复越有利。"

"当然,骨折期间的护理也十分重要。适当地在运动时使用运动贴布、压力袜,对患侧的减压和防止进一步损害十分重要。此外,为了加速成骨细胞的生长,适当按摩和热敷(促进局部血液循环)、给予骨折处适当的垂直压力非常有必要(可以加速骨折断端的吻合)。"

### 他的跑步故事

励建安教授从64岁那年开始跑步,时间不长,但已经完成一个全马、三个半马、一次徒步越野,并且每天坚持跑步。跑步改变了他很多。

参加茶马古道徒步越野赛,他结识了一群志同道合的朋友,放下了身心上的压力和包袱,用脚步丈量世界,在跑步中收获了在城市以外才能看到的淳朴与自然。"从压力中解放,给大脑洗了次桑拿。""跑步带给我的,是健康、挑战、快乐。"他说,坚持跑步一年多,减重10公斤,脂肪肝也有所好转。"不甘平庸、敢于挑战，才能够离目标更近。"去往多个城市、也深入大自然跑步的他，享受到了运动的乐趣和途中所见的美好。"不开心的时候就去跑步。""操场就在那儿，不管晴天还是下雨，去跑吧！"2017年3月13日，他来到师生中间，给他们讲自己的骨折康复感悟和与跑步有关的故事。

"跑步会促进内啡肽的分泌，这是一种会使人感到快乐的物质。所以你们被学业和生活压力所迫的时候，觉得想不开的时候，就去跑步吧！这可比化悲愤为食欲好多了，毕竟跑步能让你瘦，吃太多，你还会胖！生命在于运动，运动就是生命！"

### 给你一点跑步经验

日行万步并没有确定依据，适合自己的运动量才是最好的；不要轻易说自己不行，试试才知道自己多厉害；运动伤病的最佳处理办法未必是静养；运动时有必要保护自己，合适的运动装备、正确的运动指导很重要；跑步是全身的事，在做肌肉训练时要顾及全身；跑步姿势正确可以减少很多损伤，也可以节省很多体力。

励教授曾说："让每个患者从活得不好到活得更好，从而追求品质生活的过程，就是体现康复医学工作者职业价值和生命价值的过程。"而医者，只有让自己更加强健，才能更好地救死扶伤。跑步运动的魅力与康复医学的魅力是相通的。

（转载整理自南京医科大学网站）

励建安教授是南京医科大学第一附属医院康复医学中心主任，美国国家医学院外籍院士，国际物理医学与康复医学学会主席，中华医学会物理医学与康复医学分会主委。

# 极简主义生活方式

极简主义生活方式，是对自身的再认识，对自由的再定义，即深入分析自己，首先了解什么对自己最重要，然后用有限的时间和精力，专注地追求，从而获得最大幸福；放弃不能带来效用的物品，控制徒增烦恼的精神活动，简单生活，从而获得最大的精神自由。

**一、欲望极简**

◆了解自己的真实欲望，不受外在潮流的影响，不盲从，不跟风。

◆把自己的精力全部用在自己最迫切的欲望上，如提升专业素养、照顾家庭、关心朋友、追求美食等。

**二、精神极简**

了解、选择、专注于1—3项自己真正想从事的精神活动，充分学习、提高。不盲目浪费自己的时间与精力。

**三、物质极简**

将家中超过一年不用的物品丢弃、送人、出售或捐赠。比如看过的杂志、书，不再穿的衣服，早先收到的各种礼物以及装饰品。

明确自己的欲望和需求，不买不需要的物品。

确有必要的物品，买最好的，充分使用它。

不囤东西，不用便宜货、次品。

用布袋，代替塑料袋和纸袋。

用一支好用的钢笔，替代堆积如山的中性笔。

用瓷杯、钢杯代替纸杯。

用电脑写东西，少用纸。养成纸质文件扫描、存档的习惯。

整合、精简电源线、充电设备，不重复购买电子产品。

精简出门行头，只带"身手钥纸钱"。

精简银行卡，仅保留一张借记卡和一张信用卡。

**四、信息极简**

精简信息输入源头，降低使用社交网络、即时通讯的频率。少看微博、朋友圈。

定期远离互联网、远离手机，避免信息骚扰。

不关注与己无关的娱乐、社会新闻，关注少而精，宁缺毋滥。

精简电子邮箱数量。

时间线干净。

APP使用少而精，删除长期不使用的应用。

**五、表达极简**

写东西、说话，尽可能简单、直接、清楚。

多用名词、动词；少用形容词、副词。

**六、工作极简**

使用有效的GTD（Getting Things Done）方法，不拖延。

及时清理电子邮件，不要让它们堆积起来。

一次只专注做一件事，尽可能不做Multi-task。

## 七、生活极简

慢生活。

不做无效社交。

锻炼。

穿着简洁、不花哨。

少吃含有添加剂的食品。

喝白水和纯果汁，不喝添加了大量化学成分的碳酸饮料和果汁。

……

实践极简主义的方法、角度有很多，关键是要行动起来。

# 中国运动医学发展回顾

——起源于 20 世纪 50 年代, 成长于改革开放, 兴盛于 21 世纪

中国运动医学最早起步于20世纪50年代, 当时受苏联的影响很大。1955年, 中国请苏联专家在北京医学院举办医疗体育培训班, 吸引了一些医学院校的积极参与。最著名的有八大院校, 包括北医、上医、中山、南医、安医、湘雅、浙医等, 这些院校的专家在后来都成为中国运动医学的顶梁柱。最著名的有曲绵域、高云秋、周士枋、范振华、浦均宗、许胜文、赵翱、许豪文、陈文堉、彭述文、王嘉芙、王武韶、陈吉棣等。

20世纪50年代末到60年代, 各地纷纷成立相应的教研组, 如北医三院的运动医学研究所、上海医学院医疗体育教研室等。虽然"文革"让中国的运动医学发展一度陷入停滞状态, 但随之而来的改革开放还是打开了中国运动医学通往世界的大门。

1978年9月, 由国家体委、卫生部、外交部会签199号文报国务院, 拟以中国运动医学学会的名义参加国际运动医学联合会; 同年9月13日, 陈锡联批示拟同意, 邓小平、李先念、纪登奎、余秋里、耿飙、陈慕华等政治局委员圈阅, 中国运动医学学会正式

成立,隶属于中国体育科学学会。1979年1月,中国运动医学学会向国际运动医学联合会提出入会申请。1980年9月,国际运动医学联合会在罗马召开代表大会,通过了中国运动医学学会的入会申请。

中国的运动医学在改革开放的过程中开始逐渐复苏和活跃起来,但当时主要仍是以康复等非手术治疗为主。20世纪80年代,一批对关节镜有兴趣的骨科医生首先在中国开展关节镜手术,代表性人物有上海的钱不凡、黄煌渊,北京的杜丽茹、董天华等人。以上海华山医院为例,当时的科室叫运动医学及康复科,由范振华、许胜文担任主任。这种状态一直持续到1999年才开始发生转变。陈世益从国外回来,进入上海市医学百人计划培养队列,在时任华山医院院长的张元芳教授的支持下,华山医院的运动医学与康复医学分开,4名骨科、运动医学及康复医生组成了独立的运动医学科,成为现在的华山医院运动医学中心的前身。

进入21世纪,运动医学开始在北上广深等大城市快速发展起来,一批骨科较强的医院纷纷成立了骨科下属的关节镜学科。始终坚守在运动医学领域的李国平、敖英芳、陈世益等人,见证并推动了这一发展过程。

到了2007年,中国运动医学迎来了新的发展契机。为了给北京奥运会做好保障服务,中华医学会决定成立下属运动医疗分会。李国平、于长隆、敖英芳、陈世益、刘玉杰、李建军、王满宜等一大批专家加入分会,一同组成了中国运动医学的核心团队。借着奥运会的春风,许多骨科、运动医学、康复科医生纷纷加入这一分会。

在分会第一、二届主任委员李国平教授以及现主任委员敖英芳教授的带领下，中国运动医学在取得长足进步的同时，也迎来了最好的发展条件——2014年国家发布了46号文，提倡大力发展体育产业，促进运动医学和康复发展，保障全民健身运动的健康持续发展；国家卫计委委托运动医疗分会起草了中国运动医学发展纲要；2016年国家又发布了"健康中国2030"规划纲要，以提高人民健康水平为核心的同时，也进一步推动了运动医学与康复的发展。

陈世益教授从以下4个方面对运动医学在中国的发展现状做了概括：

### 1. 学术交流

国内已是遍地开花。在上海，华山医院已连续13年举办了"国际骨科运动医学与关节镜外科论坛（IFOSMA）"，累计吸引了超过15000名参会者及来自全球45个国家的300多名国际知名专家的参与，成功扮演了中国运动医学对外窗口的角色；在北京，北医三院也通过与国际软骨修复学会（ICRS）的合作，搭建起了软骨修复领域的学术交流桥梁。此外，全国不少大医院都在举办或参加运动医学相关会议。

### 2. 队伍建设

越来越多的医生开始对运动医学产生兴趣，越来越多的医院在骨科专业中设立运动医学亚专业或独立成科，中国运动医学的队伍已基本成型。县级以上的医院都有了关节镜，相关从业人员已超过3000人，年手术量和开展的手术品种在成倍增加，是骨科所有专业领域中增速最快的专业。

### 3. 技术发展

中国运动医学关节镜手术的基本技术已较成熟。国外能做、正在做的技术，国内都有人在做，而且进行了改良，比如巨大肩袖的上关节囊重建、巨大肩袖的修补、肩关节不稳、关节镜在关节外的应用等。我们的目标是"人无我有，人有我精"。像人工韧带就是中国的强项——中国有上万例的人工韧带手术案例积累，积累时间已超过10年；而且在（人工韧带）手术技术改良方面，我们也开始注重适应症的选择等长技术的研究运用，从而确保病人尽早重返运动。

### 4．地域覆盖

到目前为止，中华医学会运动医疗分会已在全国26个省、自治区、直辖市，5个副省级城市成立了分会。这对于运动医学的发展和普及起到了极大的推动作用。

在陈教授看来，成绩和进步固然可喜，但还是要清醒地认识到不足之处：

1．真正的运动医学的理念尚未统一，没有统一的规范和指导准则。有些医生还是抱着"手术至上"的观念，滥用手术，做大手术，做不必要的手术，导致许多手术做好后出现了关节粘连僵硬，或者肌肉萎缩等后遗症，不能重返运动，甚至手术失败。这不但增加了病人的痛苦，也违背了运动医学"功能至上和微创"的治疗宗旨。

2．手术和康复的结合不够。运动医学中很重要的一个组成部分就是运动康复。但国内很多单位运动医学科与康复科是分开设置的，各做各的事，没有紧密合作，没有形成一体。运动康复技术在中国的发展比较滞后，人才匮乏，理念更新不及时。往往手术做好后，病人就处在一种自然恢复的状态。只有极少数的运动医学中心设有运动康复亚专业。陈教授领导的华山运动医学科正在创造一个新的治疗模式，就是运动康复与运动创伤治疗的无缝衔接，从术前就介入康复治疗，术后第二天就实施康复方案，创建以功能恢复为最高治疗目的的运动医学。

3.运动医学的发展必须走开放的道路。陈教授呼吁国家在设备引进、耗材与植入物的创新、新技术的准入方面，能再为中国运动医学发展提供更多便利条件和政策支持，让中国运动医学不但在国际上能有中国声音（手术技术、科学研究和理论体系），还能支持民族工业和产品（工具、植入物、耗材等民族产业）的发展。

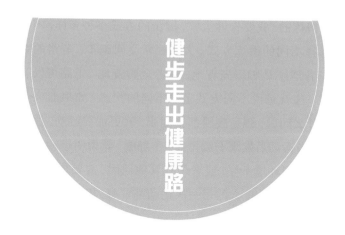

健步走出健康路

今天给大家讲健步,什么是健步?健步是保持健康的一种行走方式。在具体讲健步之前,先来讲一讲健步和健步走的相关道理。

首先,健步之前先修心。修心就是学习和领悟。实际上,运动、跑步、走路都是身体和脑子之间的对话。一个好的健步者在运动中脑子是一直处于不断调整状态的:要走得舒服、走得愉快,就要使用很多技巧。要体验运动带给大家的美好生活与美妙感受,包括体形优美、心理放松及人格完整,让我们与自然完全融合,就要通过自我反省体察,使身心达到完美的境界。修心也是对道德的长期追求,运动不是暴力的发泄,是自由与规则的结合,是专注、渴望、自律、热情,是自我更新、发展与完善。

每个人运动和健步的目的都不同。运动员训练的目的是为了竞技夺标。普通人运动的目的基本分为两种,一种是身体有疾病的人,他运动是为了治疗疾病;还有一部分人平常身体就比较健康,他运动就是为了使身体机能保持更加好的状态。如果是为了治病而锻炼的，我要告诉大家，健步的方式多种多样，不同的情况要选择不同的锻炼方式。大家经常会问跑步、走路的时候是脚尖先着地还是脚跟先着地，或者全脚着地？走路可以有很多种方式，这就是说不同方式适合不同的状态。如果肌肉骨骼系统没有什么问题，颈肩腰腿都很健康，就更加要运动，保持更好的活力。当运动后发现有哪里痛、不舒服，就说明运动的方式不对，或者周围环境不好，或者还有其他原因，需要你自己去分析是哪个因素导致的，人的每一次运动都要有、也都会有体会和收获。运动的最佳状态是运动过程中一直感觉很愉快、很轻松，感觉不到在运动，也不觉得累，这也就是我们说的在运动中获得了快感。

广义的健步包括各种走和跑。快走、慢走、快跑、慢跑等都是健步的方式。不管健步还是其他运动，目的都是促进健康。为什么说生命在于运动？因为运动能够保持活力。但是很多人都重视运动的过程而不重视运动的恢复。每个人每一次的运动，对自己都是良性的损伤，损伤后身体要修复，修复的过程就是保持健康的过程。运动能够通过损伤带动人体修复，激发修复机制——通过增加骨骼压力—淘汰衰老的骨细胞—刺激新骨形成；增大关节活动范围—淘汰关节衰老的成纤维细胞；增大肺活量—增加需氧量—改善神经系统和消化系统；心率增加、心肌收缩力增强—血液循环加快—物质代谢加快—出汗—改善相关器官功能等，都是修复。

睡觉是修复最好的方式，修复还需要足够的营养。如果说你今天运动后很疲劳，睡了一晚还没休息好，这时就不适合继续运动了。一定要休息好再去运动，不然对你的身体就是种伤害。

"半亩方塘一鉴开，天光云影共徘徊。问渠哪得清如许，为有源头活水来。"这四句出自朱熹的《观书有感》。朱熹是一个喜欢运动、喜欢看书的人，他在他的别墅中悟出一个道理：水塘的水这么清是因为一直有活水进来。我们的身体也一样，一定要有源源不断的"活水"在身体里转起来，而我们的"活水"就是血液循环，循环系统的血管整个是网状的，身体的每一个部位都能够得到血液的滋养，那身体的每一个部位就都是健康的。当身体的某个部位得不到营养，血流不过来，那么就生病了，最典型的是脑梗死、脑出血。中医叫"痛则不通、通则不痛"。通过锻炼，可以把血管打开，让很多血液流不通畅的地方通畅起来，把废物带走，把新鲜养分带过来，这就是通过锻炼能够达到的效果。

健步能够保持和促进健康。现在关于健康的观念和以前不一样，除了身体的健康以外还要讲求心灵的健康、生理的健康、社会的健康。长期运动的人会有种停不下来的感觉，一有时间就想出去跑跑，因为通过跑步会产生快感，这也是运动的一种好处。因为运动会使人体产生一种好的激素，这种好的激素能让你舒服——这是身体自己产生出来的，和抽烟喝酒产生的外来快感不同——那些吃进来的快感是有害的。运动产生出来的这种内分泌激素，除了让你感觉到快乐，对每一个身体的系统和器官也都有着良性的刺激效果。

通过锻炼，通过和大自然的亲密接触，还能够让我们有一个舒畅的心情。想象一下，漫步在青山绿水、鸟语花香的小路上，你的心情一定是非常愉快的。

要学会在运动中鼓励自己、激励自己，坚持下来才能得到运动带给我们的益处。坚持也是一种优秀品格，是正能量的表现。

为什么我推广健步呢？因为健步是身体运动最自然的方式。我们都知道人也具有动物的本性，人是从猿进化过来的，我们现在是直立动物，要得到食物，就要行走，虽然我们现在不行走也会有食物，但是这就违背了动物的本性；如果长期不走动，我们的腿就会退化，那我们的生活就改变了。从进化论来讲，这样下去，可能过了一万年我们的腿就没用了，连生活物资都由机器人提供，而我们自然的人就只要坐在家里打个电话就可以。当然这是一万年以后，我们活不到那么晚，我们现在还是得靠双腿走路。现在时代变化太快了，我们从走路到开车、到喜欢开车并没有多少年，我们已经习惯于用开车、坐车，取代走路了。

努力了才会有收获。走路也是这个道理，我们一定要走路，不走路，你的腿就没有用处了。游泳、打篮球等竞技运动，多少带有一些游戏、表演性质。如果你单纯是为了保健，那么跑步和走路就够了，其他的运动并不适合每一个人，而我们的走路跑步是适合每一个人的，适合男女老幼，甚至适合有一定残疾的人。

一开始我很抵触跑步机，但是后来慢慢接受了，因为它有个好处就是可以设置自己需要的速度等参数，从而发现自己最适合什么速度。所以在进行仪器锻炼的时候，要记得探索适合自己的时间、速度和步态，这些是在自然环境中健步很难调节的，因为自然环境会有很多变化。所以初跑者可以先在跑步机上体会，把自己的动作纠正好之后，再到自然环境中去跑。我记得在上大学的时候，我在400米的跑道上最多跑2圈，跑完后我腿就开始痛了；但是你知道我现在能跑多少？我不是在吹牛，我能跑10圈。这个10圈我是怎么练出来的呢？就是通过不断改正我跑步的姿态。调整运动的姿势、呼吸，而且跑完后我的腿也不难受，腰也不难受，跑完很舒服。今天我给大家讲的实际上就是我自己的感受，并不是我在这儿说教，这些都是我自己体验过的东西，所以说得通俗一点，我讲的这些都是干货。

下面我来讲健步的技巧解密。

首先要向"中央"看齐。这个"中央"就是腰椎，要从腰椎开始发动，从而带动四肢，所以我们的上肢下肢要听腰椎指挥，腰椎的发动程度决定着下肢迈步的大小和上肢甩臂的幅度大小。

其次，腰椎要稳定而有活力，包括动态稳定和静态稳定，也就是结构稳定和姿态稳定。我们的脊柱是一节一节的脊骨连在一起的，所以我们的脊柱是可以活动的，脊骨一节一节是怎么连接的呢？它是靠韧带和小肌肉连接起来，加上外面长肌肉的固定。所以韧带和小肌肉就是维持脊柱运动的最稳定的一个结构，所以我们要锻炼好的就是小肌肉和韧带。小肌肉和韧带要是稳定的话，那么我们的腰椎不管是拉伸、左侧曲、右侧曲，还是旋转，骨头和骨头间还是会保持稳定的状态。所以稳定压倒一切，结构稳定性决定姿势稳定性。

再次，要以人为本，因人而异。每个人适合自己活动的方式都不一样，运动员、大众和病人可以用一种方式锻炼吗？所以要根据自身的身体状况和承受能力来选择适合自己的锻炼方式。

最后，大家可以选择一些个性化运动，比如上下坡、大小步。一般来说走路是大步，跑步是小步，但如果你要说我跑步大步可以吗？可以，只要你腿长，如果腿短的话，还是小步比较合理；但是如果走路步伐小，就起不到锻炼效果，走路就是要大步走。

希望大家在以后的健步运动中谨记我今天讲的这些干货，这样我们的运动才会有效果，具体的运动方式希望大家根据今天的讲座慢慢体会，根据自身情况慢慢调节到正确的方式，将锻炼的成果最大化。

　　我们在跑步中还需要掌握几个观念和技巧。

　　**第一个是整体观念**。大家知道我们人是一个整体,我们跑步不是两条腿在跑,而是要将全身都参与进来,这样才能跑好。如果你只是两条腿跑,那就只能跑两圈;如果你全身都参与进来的话,你至少能跑十圈。那怎样才能让全身都参与进来呢?我们大家其实都有运动体验,比如打羽毛球,打完之后是不是只有一半身体在痛?打保龄球,也是不是只有一个手臂酸痛?所以跑步也是一样,如果你是会做动作的人,那么你是不会只有两条腿痛的。训练好的人,每一个动作都是由躯干带动四肢产生的,如果你的动作是四肢自发的,那这个动作肯定是不对的。就像马腿很细吧,因为它的小腿几乎是没有肌肉的,但是它还是跑得很快,因为它跑步的时候是全身都在动的。有的人忍耐力很好,很能跑,可是腿越跑越粗,大家现在应该知道原因了,是因为他只是在用腿跑,跑步的方式不正确。会跑的人呢,大家看里约奥运会长跑、短跑运动员的腿,没一个粗的,他们跑得越快,腿越细。所以大家的对跑步要有一个整体观念。

　　整体观念除了身体整体之外,你的心和身体也应是个整体。正如我们中医在讲打太极拳的时候,说意念和动作要连贯,要求你手到了哪个地方,眼神也要到哪个地方,这是手和眼要相通;还有就是要把你的气沉到丹田,这也是一个整体观念。

　　**第二个给大家讲的是天人合一观念**。所谓天人合一就是要求我们要顺应自然,顺应四季。春夏秋冬,我们跑的方式和程度是不同的。夏天可以跑得多一点,因为人在这个季节的状态是最适合跑步的,可以多出一点汗;但是到了冬天就不能跑得太多,要少跑,少出汗。所以有的人不分夏、冬地每天跑一万米是不对的。我们刚刚过了立秋，大家知道到了秋天后运动要做哪些调整吗？首先，运动量可以不减，但是天气凉快，汗自然出得少了；其次，我们运动完后要早点休息，秋天最讲究的就是早睡早起，实际上早起是次要的，最重要的是早睡，就是早点休息，然后睡到几点就几点起，这样做会使你锻炼的效果非常好。除了保持运动状态以外，还能把你夏天欠下的那些在秋天补回来，然后进入冬天就能保持良好的状态并更好地抵御严寒。

顺应自然还要求我们顺应昼夜。有人会在我的门诊上问我，到底是白天跑步好还是晚上跑步好？我跟他说什么时候跑都行，为什么呢？因为他是来治病的，而不是养生的。如果养生的话，就不是什么时候跑都行了；如果单纯为了治病，我就会让他这一段时间天天跑，每天不能少于30分钟，要跑出效果来，先把病治好。比如说腰椎间盘突出，那我们就主要锻炼腰部肌肉，等腰椎稳定，再根据顺应自然的原则来跑。而养生的运动，就是要有太阳的时候运动。人是离不开食物、氧气、水、阳光的，如果长期生活在黑暗的环境中，身体就不会健康。现在很多人骨质不好，骨质疏松，运动能力下降，其实就是缺少维生素D，而维生素D是怎么生出来的呢？就是靠太阳的紫外线照射我们的皮肤，然后我们体内才能生成出这个东西。要是人体缺乏维生素D的话，会导致肌肉协调性明显下降、骨质疏松、肌肉功能下降，甚至无法迈大步。老年人为什么容易摔倒，就是因为缺乏维生素D导致肌肉收缩不起来，如果肌肉紧一些就不会摔倒了。阳光对人的重要性就在此。上海有个专门的团队，对长期在办公室工作的白领做了一个流行病学的调查，调查结果显示他们体内维生素D的含量比正常值少一半。这是因为上海高楼大厦很多，工作强度又非常大，再加上人们喜欢在室内工作，常年受不到太阳的照射，导致他们体内缺乏维生素D，但是他们都认为自己是正常的。这次调查的对象是年轻人，还没有调查老年人。不过反而有的老年人可能稍微好一点，毕竟不上班了，可以有时间去到处跑，能接触阳光的比较多了。所以呢，在这里要和大家强调一下，运动就是要接受阳光的普照，我们在运动的时候不要把自己遮得严严实实的。今天早上我就在公园里面看到一个锻炼的妇女，头上戴了个帽子，身上也包得严严实实，到了没有树荫的地方，本来是走的，就赶紧跑到有树荫的地方，这种锻炼的效果肯定不好。因为本来你拿一个小时的时间外出锻炼，就要接受一个小时的阳光照射，这样你这一天才能获得足量的维生素D，从而对你肌肉功能、骨骼系统的改善会有很大的帮助。

**第三点要讲的就是运动要循序渐进。**如果太急的话，是达不到效果的，要记着一步一步来。比如说你今天听我讲座说跑步好，明天就去跑，一跑跑二三十分钟，跑完回来腿疼得不行、扭伤了，这就不对了。所以要循序渐进，快慢结合，而不是要大家去创纪录。循序渐进就是比如说我今天跑了5000步，明天跑5500步，后天跑6000步，一年以后我要跑20000步。我们锻炼的目的是要保持我们健康的状态，而不是竞技、拿奖牌，所以我们只要每次有一点小进步就可以了，千万不要去创纪录，创纪录很有可能会创出问题来。

**第四点要讲的是跑步的同时要注意营养平衡。**如果不会调理营养，那么跑再多都没用，最后达不到任何效果。比如我这两年有个病人，有了肺癌要去医院开刀，去了医院，医院不给他开。因为他从来不吃荤，一直觉得很恶心，什么肉都吃不进去，医生不敢给他开刀，担心开过刀后刀口都长不好。所以这就是营养的重要性，你必须什么都吃，既要有荤也要有素，恢复得才快。

包括运动后，我们也要吃营养平衡的饮食。如果你是一个肥胖的人，你想减肥，那运动后就需要控制饮食，让你的心肺功能保持一个平稳的状态就可以了，切记不能吃得太多。除了营养的平衡，我劝大家还要什么都吃，不可以挑食。

（本文根据作者2016年9月于苏州市立医院北区"相约健康大讲堂"讲座内容整理）